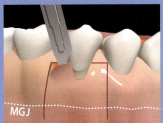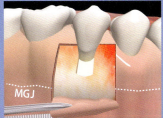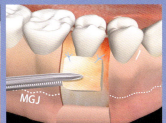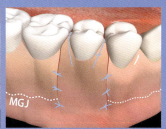

3D イラストで見る ペリオドンタル プラスティックサージェリー

天然歯編

エビデンスに基づいた切開・剥離・縫合

3D-Illustrated Periodontal Plastic Surgery

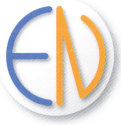

監著
中田光太郎／木林博之

著者
岡田素平太／小田師巳／園山 亘／山羽 徹

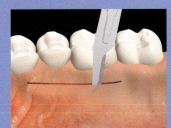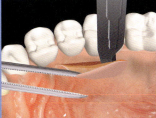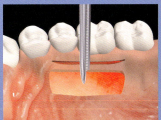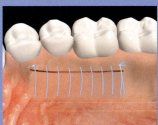

クインテッセンス出版株式会社　2017

QUINTESSENCE PUBLISHING

Berlin | Chicago | Tokyo
Barcelona | London | Milan | Mexico City | Moscow | Paris | Prague | Seoul | Warsaw
Beijing | Istanbul | Sao Paulo | Zagreb

序文

　ペリオドンタルプラスティックサージェリーの魅力は、術者の技量がそのまま結果として表れることにある。ときには少しの術中のミスが失敗として残り、逆に会心の出来の手術の際には非常に素晴らしい成果を与えてくれる。メス裁きや縫合の技術が、すべての結果に寄与してくるのである。ただし、ときに技術的難易度が高く、またときに究極の繊細さを要求される。そこに魅力があり、われわれ術者を虜にする。また、数々の著名な臨床家・研究者が示してくれた、システマティックな術式にも魅了され、そこには間違いなく成功のためのノウハウが存在する。

　昨年、「エビデンスに基づいたペリオドンタルプラスティックサージェリー」を上梓するにあたり、筆者らが経験上持ちうる術式のノウハウをいかに伝えることができるかということに主眼を置き、処置のイラストを取り入れ、充実させたつもりである。しかしながら、軟組織をハンドリングするペリオドンタルプラスティックサージェリーの術式の細かなノウハウを、イラストで伝えることは非常に高いハードルであった。実際、私自身も多くの成書を見て、そのイラストから術式を理解しようと試みても、例えばエンベロップフラップを形成するのにメスを進める深さ・エリアや、使用するインスツルメント・縫合の手順など、手術の step by step をつぶさに理解することは困難であった。そのフィードバックを元に前作では、イラストの作成には「見やすい」、「わかりやすい」、にこだわったつもりであるが、どうしても線画では表現できないハンドリングや、軟組織の特性があることにたどり着いたのである。

　そこで今回、術中のフラップの厚みや動き、インスツルメントの角度や向きをよりわかりやすくするためには、立体的な 3D イラストを用いることが効果的であることに著者らは気づくことになった。この気持ちを汲んでくれたクインテッセンス出版山形篤史氏の尽力で、素晴らしいイラストレーター林 和貴氏と巡り会い、今回この 3D イラストの出版が実現できたのである。今回は前作より術式を一気に増やし、また、テクニックにこだわったため、切開、結紮、縫合の項目を充実させた。そして、「天然歯編」ということで、天然歯周囲のプラスティックサージェリーに絞ってまとめており、次作で「インプラント・ポンティック編」を予定している。

　執筆、出版にあたっては、ほぼ前作の著者陣で臨み、前作同様、仲間のおかげで非常に楽しく仕事ができたことに感謝申し上げる。また、われわれの意向を汲み、自由な企画を許可いただいたクインテッセンス出版株式会社会長・佐々木一高氏、同代表取締役社長・北峯康充氏にこの場を借りてお礼申し上げる。

　本書は「エビデンスに基づいたペリオドンタルプラスティックサージェリー」同様、理解しやすい、わかりやすい、という視点にもっとも重点を置いて著したつもりであるため、ぜひ歯科の教育現場でご活用いただければ、と著者一同願ってやまない。

　この書籍は、私たちと同じく、ペリオドンタルプラスティックサージェリーに魅せられたすべての臨床家に捧げたい。

2017 年 9 月
中田光太郎

Preface

1 Dr. Sonoyama
2 Dr. Oda
3 Dr. Yamaba
4 Dr. Okada
5 Dr. Nakata
6 Dr. Kibayashi

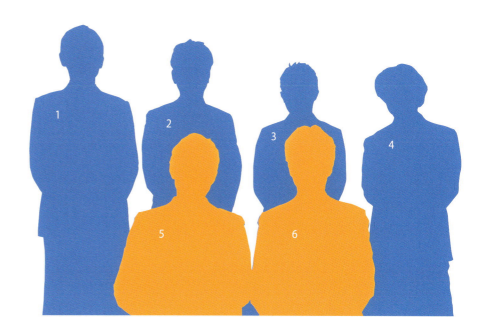

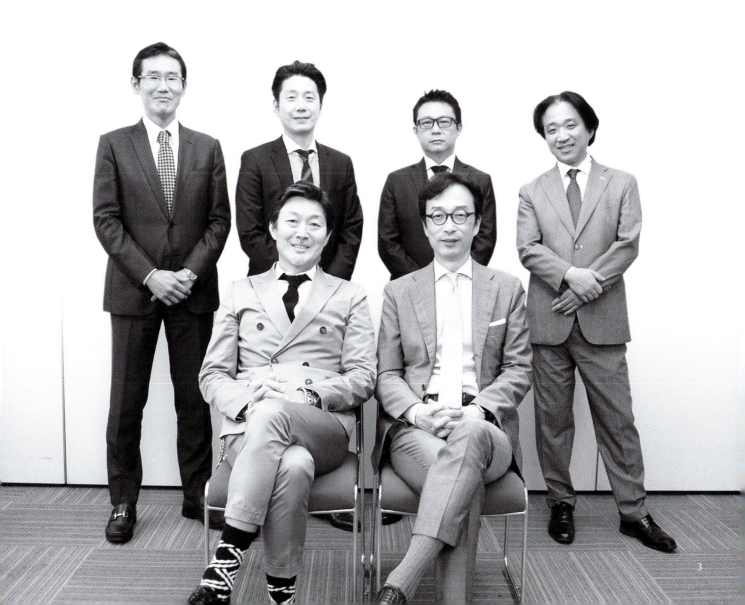

1章　ペリオドンタルプラスティックサージェリーのための外科基本手技

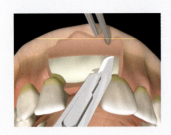

1章　1
歯槽頂切開・歯肉溝内切開・減張切開
1. 適切な切開のフラップデザイン············10
2. 切開による影響························10
3. 歯槽頂切開・歯槽溝内切開···············11
4. 縦切開・減張切開······················12

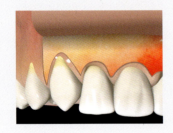

1章　2
全層弁・部分層弁剥離
1. 全層弁剥離···························16
2. 部分層弁剥離·························16

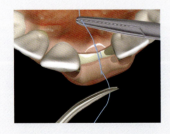

1章　3
縫合・結紮
1. 結紮の種類···························20
2. 単純縫合·····························22
3. マットレス縫合 - 水平・垂直·············24
4. 懸垂縫合·····························36
5. 連続縫合·····························38

2章　結合組織採取

2章-1
口蓋よりの結合組織採取
1. シングルインシジョンテクニック・・・・・・・・44
2. Zucchelli テクニック・・・・・・・・・・・・・・・・・52

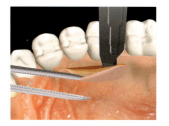

2章-2
上顎結節よりの結合組織採取
1. ウェッジオペレーション（三角切開法）・・・・58
2. 平行切開法（四角切開法）・・・・・・・・・・・・・63

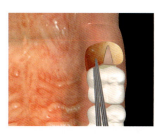

3章 ペリオドンタルプラスティックサージェリーの臨床テクニック

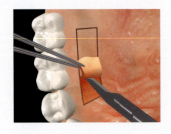

3章 1
遊離歯肉移植術
1. 遊離歯肉移植術・・・・・・・・・・・・・・・・・・・・・・・・・・・・・70

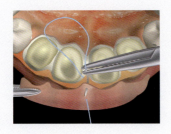

3章 2
歯冠長延長術
1. 歯肉切除術・・・・・・・・・・・・・・・・・・・・・・・・・・・・・・・・78
2. 歯肉弁根尖側移動術（Apically Positioned Flap）
・・・・・・・・82

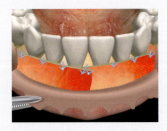

3章 3
歯肉増生術
1. 歯肉増生術・・・・・・・・・・・・・・・・・・・・・・・・・・・・・・・・90

3章 4
根面被覆術

1. 単独歯クローズドテクニック ············ **96**
2. 単独歯オープンテクニック - 台形弁テクニック
   ········ **101**
3. 複数歯クローズドテクニック - トンネリングテクニック ··················· **107**
4. 複数歯クローズドテクニック
   （VISTA テクニック）············ **112**
5. 複数歯オープンテクニック（MCAFテクニック）
   ········ **117**

3章 5
歯槽堤増大術

1. 歯槽堤増大術 - 水平的：オープンテクニックとクローズドテクニック ············· **126**
2. 歯槽堤増大術 - 水平・垂直的 ········· **137**

3章 6
乳頭再建術

1. 乳頭再建術 ························ **142**

キーワード ···························· **154**

監著者

中田光太郎 Kotaro Nakata
京都府開業：中田歯科クリニック、
　　　　　　デンタルクリニック TAKANNA

木林博之 Hiroyuki Kibayashi
京都府開業：きばやし歯科医院

執筆者

岡田素平太 Soheita Okada
東京都開業：オカダ歯科クリニック

小田師巳 Norimi Oda
大阪府開業：おだデンタルクリニック

園山　亘 Wataru Sonoyama
滋賀県勤務：浅田歯科医院

山羽　徹 Toru Yamaba
大阪府開業：山羽歯科医院

1章 ペリオドンタルプラスティックサージェリーのための外科基本手技

Basic Surgical Techniques for Periodontal Plastic Surgery

1章1　歯槽頂切開・歯肉溝内切開・減張切開

- 1章1-1　適切な切開のフラップデザイン……………10
- 1章1-2　切開による影響…………………………10
- 1章1-3　歯槽頂切開・歯槽溝内切開………………11
- 1章1-4　縦切開・減張切開………………………12

1章2　全層弁・部分層弁剝離

- 1章2-1　全層弁剝離………………………………16
- 1章2-2　部分層弁剝離……………………………16

1章3　縫合・結紮

- 1章3-1　結紮の種類………………………………20
- 1章3-2　単純縫合…………………………………22
- 1章3-3　マットレス縫合 - 水平・垂直……………24
- 1章3-4　懸垂縫合…………………………………36
- 1章3-5　連続縫合…………………………………38

1章1 歯槽頂切開・歯肉溝内切開・減張切開
Crestal Incision / Intrasulcular Incision / Relaxing Incision

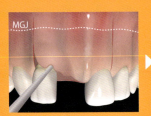 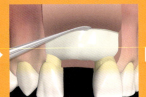 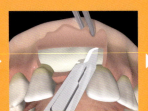 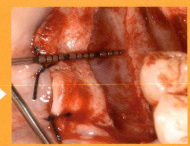

1. 適切な切開のフラップデザイン

ペリオドンタルプラスティックサージェリーに適応される、1つの形態異常に対する対応外科術式は1つだけではない。術者の習得技術や能力、治療に対する考え方や目的などにより治療方法が決定され、その手術方法に応じたフラップデザインが三次元的に設計される。

ペリオドンタルプラスティックサージェリーにおけるフラップデザインにおいてもっとも重要なことは、術後フラップ内に十分な血液供給が確保されていることである。したがって、適切な切開のデザインを設定する際には、口腔内の血管の走行や密度を熟知している必要があり、形成されたフラップおよび移植された組織に対して、速やかに血管新生が獲得されることが条件となる。

口腔粘膜の血管（主に動脈）の分布や走行パターンを十分に考慮した、理想的なフラップデザインや減張切開のデザインの原則は以下のようになる。

①歯の周囲には**歯肉溝内切開**を用いて、それ以外の歯肉溝付近の切開は避ける。
②欠損部には**歯槽頂切開**を用いる。
③**減張切開（縦切開）**が必要な場合は可能な限り短くする。
④唇側の根の最大膨隆部への切開は避ける。この部分は歯肉が薄く非常に繊細である。
⑤フラップは可及的に繊細に扱い、血流の阻害を最小限にする[1]。

2. 切開による影響

切開は術後の疼痛、治癒経過、根面との付着様式にも影響を及ぼす。切開にあたり考慮が必要となるのは、メスのハンドリングと切開線のアウトラインである。メスのハンドリングは刃先の組織への挿入（角度と深度）と動かす方向に分けられる。また、このハンドリングを左右する要因としてメスのハンドルの形状と刃先の形状と角度があげられる。持ち手の形状が円柱状と板状を比較した場合、円柱状のハンドルのほうが自在に回転運動が可能であり、自由度が高い。また、メスの形状と角度は切開する目的と部位に応じたものを選択する必要がある。切開線の三次元的な切開のラインや角度は手術の目的や術後の治癒状態を十分に配慮した正確な切開が求められる。すなわち、①術野の獲得 ②血液循環 ③縫合の可否 ④縫合の安全性 ⑤術後の審美性 を考慮して決定される[2]。

成功のためのキーポイント

1. メスの刃先は骨面や根面に触れると切れ味が鈍る。触れた場合は新しいものに交換すること
2. 全層弁の場合、骨面に達する切開は確実に骨膜を切離すること

3．歯槽頂切開・歯肉溝内切開

フラップを形成する際の切開は、すべてライニングとディープニングの併用が推奨される。

3.1. ライニング

15C、または眼科用メスを使用。最初の切開はメスの刃先を使ってフラップの外形を描くようにする。歯肉溝内切開においては、マイクロ剥離子アレンによる歯肉溝内切開がそれに相当する。ライニングはメスの抵抗が少ないので、スムーズな切開線を作ることが可能になり、その後の切開後もスムーズなフラップ断端が得られる。また、刃先の損傷も最小限に抑えられる。

3.2. ディープニング

15Cを使用。ライニングを行なった後、その切り口からメスの角度を浅くしてフラップが厚くならないように注意しながら、全層弁の場合は骨面に達するまで、部分層弁の場合は骨膜の上で止めるよう切開を進める[3]。

歯槽頂切開・歯肉溝内切開

歯槽頂切開（欠損部への切開）

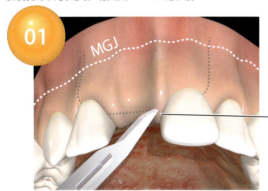

図1-1-1

15Cまたは眼科用メスを使用。
ライニングの後、ディープニングにより切開を行う。目的に応じて唇側寄り、歯槽頂、口蓋側寄りに使い分けが必要である。唇側寄りに設定すると減張を得やすいが、審美的な問題が生じる可能性がある。歯槽頂に設定すると歯間乳頭の高さを減じる可能性がある。また、口蓋側寄りに設定すると審美的には有利であるが、減張を必要とする場合にフラップの閉鎖が困難になるので注意を要する。

歯肉溝内切開

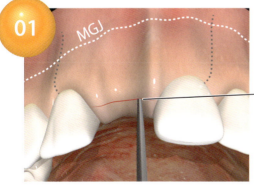

図1-1-2a

マイクロ剥離子アレンを使用。
マイクロ剥離子アレンで初めに歯肉溝内切開を行うと、その後のメスによる歯肉溝内切開で辺縁歯肉の不用意な損傷を防ぐことができる。また、剥離後のフラップの断端もシャープに保つことができる。主にクローズドテクニックで用いる。

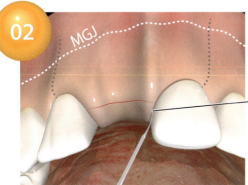

図1-1-2b

CK2または15Cを使用。
歯肉の厚みと歯間乳頭を保存できることから審美的配慮が必要な場合に有効でありペリオドンタルプラスティックサージェリーでは基本となる切開法である。この切開は、根面に沿わすようにメスを進める[1]。

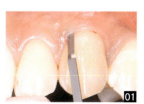

CK2を用いて歯肉溝内切開を進める。

1章 ペリオドンタルプラスティックサージェリーのための外科基本手技

表1　目的別の縦切開のポイント

	目的1	目的2	目的3
①：刃部の歯肉に対する角度	垂直	ベベルを付与する。縫合時に歯肉が多少ずれても骨面が露出しないように、刃を術野に向けて歯肉にベベルをつけるように行う。	ベベルを付与する。縫合時に歯肉が多少ずれても骨面が露出しないように、刃を術野に向けて歯肉にベベルをつけるように行う。
②：骨面に達するか否か（切開の深さ）	骨に達する深さ	骨に達する深さ	骨に達しない深さ
③：MGJを越えるか否か（切開の長さ）	MGJを越えない	MGJを越える	MGJを越える

MGJ:mucogingival junction、歯肉歯槽粘膜境

4．縦切開・減張切開

4.1. 縦切開

縦切開はその目的に応じて3種類の切開に分けられる。すなわち、①刃部の歯肉に対する角度　②骨面に達するか否か（切開の深さ）　③MGJを越えるか否か（切開の長さ）である（表1）。

目的1：フラップを翻転しやすくし、手術部位の視野が確保でき器具の到達性が確実にする場合（手術範囲を限定する場合）

目的2：フラップの根尖側や歯冠側への移動を目的とする場合（硬組織による増大）

目的3：フラップの根尖側や歯冠側への移動を目的とする場合（軟組織による増大）

4.2. 減張切開

15Cまたは眼科用メスを使用。フラップを移動させる場合、周囲組織との境界部に緊張が残ることがある。このような緊張を取り除くための切開法を減張切開という。

口腔前庭まで加えた縦切開間の基底部の骨膜に、切開部に緊張を与えた状態で新しいメスで1本の切開を加える。切開部位は口腔前庭部から約3～4mm離す。これより少ない場合は血行障害となり、逆に離れすぎた場合には減張しにくくなる。フラップの根尖側内面の線維を切断すると、フラップは伸展しやすくなる。成功のためのポイントは、①フラップの血液供給を阻害しないこと　②フラップの緊張を確実になくすこと　③切開の部位、方向、長さなどをよく考慮すること[1, 4]である。

また、十分な減張を獲得するためには以下の点に注意

Evidence

Minimally Invasive Surgical Technique (MIST) と Modified Minimally Invasive Surgical Technique (M-MIST)

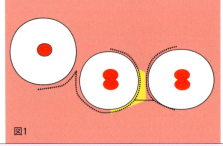
図1

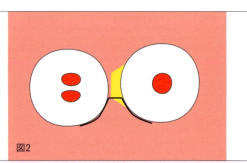
図2

一連のPapilla Preservation Techniqueの概念に立脚し、さらに外科的な侵襲を減じるためのマイクロスコープ下での処置として考案された[1, 2]。

両手技ともに、骨欠損上の乳頭部の切開は、軟組織の幅が2mm以上あればmodified papilla preservation flap (MPPF)、2mm未満であればsimplified papilla preservation flap (SPPF)の切開デザインを用いる。その他の部位の切開は、骨欠損辺縁の骨を1～2mm露出させるための最小限の剥離が行えるだけの切開に留めることが基本原則とされる。そのため、MISTでは歯間乳頭部の切開に加えて、欠損に隣接する2歯の頬舌側に歯肉溝内切開を行ったものが基本形となる。骨欠損の範囲が広い場合、骨欠損辺縁を露出できる部位まで最小限の範囲で近遠心の切開を延長する（図1）。

M-MISTは、歯間部の骨欠損が頬側に限局し、頬側から完全な郭清が行える場合に適応される。骨欠損上の乳頭部の切開に加え、骨欠損に隣接する2歯の歯肉溝内切開を歯間部の切開から頬側のみに加える（図2）。骨欠損や隣接歯根面の郭清が不十分な可能性がある場合は、MISTに変更するべきとされている。

1. Cortellini P, Tonetti MS. A minimally invasive surgical technique with an enamel matrix derivative in the regenerative treatment of intrabony defects: a novel approach to limit morbidity. J Clin Periodontol 2007;34(1):87-93.
2. Cortellini P, Tonetti MS. Improved wound stability with a modified minimally invasive surgical technique in the regenerative treatment of isolated interdental intrabony defects. J Clin Periodontol 2009;36(2):157-163.

が必要である。①MGJを3〜4mm越える部分まで部分層弁を形成する ②十分な減張を得られているか刃先の背面を用いてチェックし、緊張のある部位は鈍的に切開を行う ③歯間乳頭下への配慮[1]。

減張切開は出血をともなうため、縫合の直前ではなくフラップの剥離直後に行い、縫合時には止血している方が望ましい。止血の完了していない状態で縫合してしまうと、術後の血腫による腫脹と感染の温床となる[4]。

縦切開・減張切開

縦切開

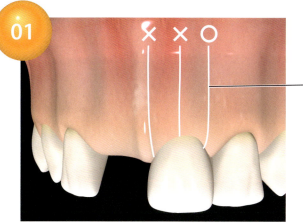

01

15Cまたは眼科用メスを使用。
縦切開は歯の隅角部に入れるのが原則。ただし、血流を考慮すると歯頚線に対しては垂直に切開を入れる必要があり、必然的に湾曲が必要となる。歯冠中央部では歯肉の裂開を引き起こし、歯肉退縮の原因になる。

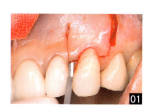

マイクロブレードには角度がついているので、歯槽堤の豊隆に応じてブレードの位置を変えて使用する。

図1-1-3a

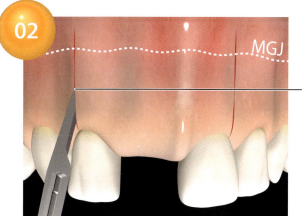

02

骨に達する深さでMGJを越えるところまで、15Cで縦切開を加える。
目的2：歯肉弁の根尖側や歯冠側への移動を目的とする場合（硬組織による増大）の切開。

図1-1-3b

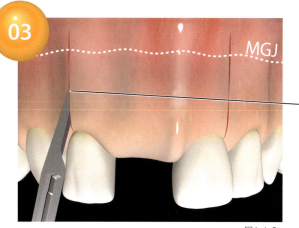

03

MGJを越えるところまで、15Cで縦切開を加える。
目的3：歯肉弁の根尖側や歯冠側への移動を目的とする場合（軟組織による増大）の切開。

図1-1-3c

1章 ペリオドンタルプラスティックサージェリーのための外科基本手技

減張切開

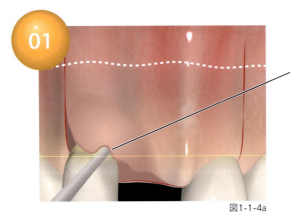

01 マイクロ剥離子イグルハルトを用いて、フラップを全層弁で剥離していく。

図1-1-4a

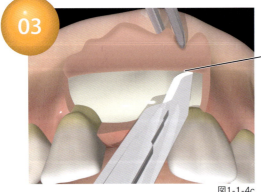

02 フラップが全層弁で剥離された状態。

図1-1-4b

03 15Cやハサミを用いて骨膜減張切開を行う。

図1-1-4c

減張切開の際に併用する縦切開

15CでMGJを越えるところまで縦切開を加える。
この場合、歯肉弁を歯冠側へ移動をするため、以下の点に注意する。
①刃部の歯肉に対する角度：ベベルを付与する。
②骨面に達するか否か（切開の深さ）：全層弁の場合は骨に達する深さ、部分層弁の場合は骨に達しない深さ。
③MGJを越えるか否か（切開の長さ）：減張切開を行うので、MGJを越える。

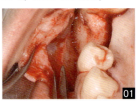

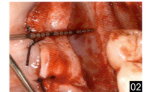

減張切開で作られた「伸びしろ」が見られる。

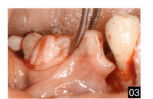

隣在歯を覆うほどまで減張されている。

カットバック

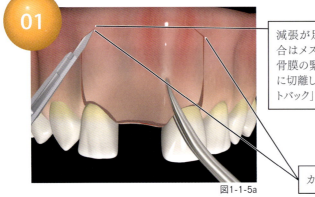

01 減張が足りない場合はメスの背面で骨膜の緊張を鈍的に切離したり、「カットバック」を入れる。

カットバック。

図1-1-5a

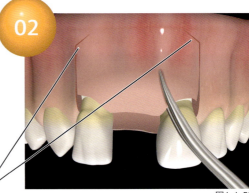

02

図1-1-5b

参考文献

1. 中田光太郎, 木林博之(監著). 岡田素平太, 奥野幾久, 小田師巳, 尾野 誠, 園山 亘, 都築 優治, 山羽 徹(著). エビデンスに基づいたペリオドンタルプラスティックサージェリー イラストで見る拡大視野での臨床テクニック. 東京：クインテッセンス出版, 2016.
2. 鈴木真名(著). イラストレイテッド ペリオドンタル・マイクロサージェリー アドバンステクニック―審美性を獲得するソフトティッシュマネジメント―. 東京：クインテッセンス出版, 2010.
3. 小野善弘, 宮本泰和, 浦野 智, 松井徳雄, 佐々木 猛(著). コンセプトをもった予知性の高い歯周外科処置 改訂第2版. 東京：クインテッセンス出版, 2013.
4. 堀内克啓(著). インプラント外科 基本手技と自家骨移植のポイント. 東京：クインテッセンス出版, 2010.

Evidence

表1-1 Papilla Preservation Technique(PPT)の変遷

1985 Takei's papilla preservation technique (PPT)

切開デザイン	文献	目的	切開内容
	1) Takei HH, Han TJ, Carranza FA Jr, Kenney EB, Lekovic V. Flap technique for periodontal bone implants. J Periodontol 1985;56(4):204-210.	移植材料を用いた再生療法において、移植材料の漏洩を防ぎ、歯間部の初期閉鎖を向上させることを目的として考案された手技。	唇側と隣接面は歯肉溝内切開を行う。口蓋側は歯肉溝内切開に、歯間乳頭を横切る半月状の切開を加える。この半月状の切開は歯肉表面に垂直に行い、当該歯のラインアングルから根尖方向に切開を始める。切開線は骨欠損辺縁から3mm以上は根尖側に離す。そのため、口蓋側の骨欠損が大きい場合は半月状切開を唇側に設置することもある。

1995 Cortellini's modified papilla preservation technique (MPPT)

切開デザイン	文献	目的	切開内容
	2) Cortellini P, Pini Prato G, Tonetti M. The modified papilla preservation technique. A new surgical approach for interproximal regenerative procedures. J Periodontol 1995;66(4):261-266.	遮断膜を用いた再生療法において、papilla preservation techniqueでは困難であった歯間乳頭部の弁の歯冠側移動と創の初期閉鎖を容易にすることを目的とした手技。	骨欠損から2歯離れた位置から、唇側と歯間部に歯肉溝内切開を行う。骨欠損唇側の歯間乳頭基底部には、軽度に内斜させた水平切開を行い、歯肉溝内切開とつなげ、唇側の全層弁を挙上する。続いて、隣接面の歯肉溝内切開を口蓋側まで延長し、歯間乳頭を含んだ全層弁を口蓋側に挙上する。唇側フラップのテンションフリーでの歯冠側移動を容易にするため、垂直減張切開を加え、頰側弁の可動性を確保する場合もある。

1999, 2001 Cortellini's simplified papilla preservation flap (SPPF)

切開デザイン	文献	目的	切開内容
	3) Cortellini P, Pini Proto G, Tonetti M. The simplified papilla preservation flap. A novel surgical approach for the management of soft tissues of in regenerative procedures. Int J Periodontics Restorative Dent 1999;19(6):589-599. 4) Cortellini P, Tonetti MS, Lang NP, Suvan JE, Zucchelli G, Vangsted T, Silvestri M, Rossi R, McClain P, Fonzar A, Dubravec D, Adriaens P. The simplified papilla preservation flap in the regenerative treatment of deep intrabony defects: clinical outcomes and postoperative morbidity. J Periodontol 2001;72(12):1702-1712.	従来の手技では難易度がたいへん高かった歯間の狭小な部位や臼歯部も適応できる手法で、吸収性遮断膜上の歯間部組織の初期閉鎖の予知性を向上させるために考案された手技。術後の歯間乳頭部の壊死が少ないとされる。	歯間部の斜切開は骨欠損を有する歯のラインアングルから始め、隣接歯のコンタクトポイント直下の隣接面中央で終える。この斜切開を唇側の歯肉溝内切開につなげ、骨が2〜3mm露出できる全層弁が挙上できるように隣在歯間乳頭部まで切開を延長する。口蓋側は隣接面の歯肉溝内切開を隣接歯間乳頭まで延長し、骨欠損上の歯間乳頭を口蓋側フラップと一緒に挙上する。フラップがテンションフリーで定位できなければ、頰側フラップの近遠心への延長、頰側フラップ根尖側での骨膜減張切開、頰側の垂直減張切開を順に考慮する。

前歯部の再生療法に用いられることの多い切開法。Takeiらのpapilla preservation technique (PPT)[1]に始まり、創の閉鎖を容易にしたmodified papilla preservation technique (MPPT)[2]、歯根間距離の狭い場合に用いられるsimplified papilla preservation flap (SPPF)[3]がある。骨欠損の位置や形態、用いる材料などを総合的に判断して使い分けられるが、ここではそれぞれのオリジナルの手技を記述するので、適応判断の根拠とされたい。

1章 2 全層弁・部分層弁剥離
Full- and Partial-thickness Flap Elevation

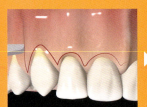 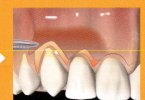 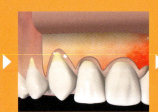 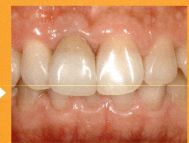

1. 全層弁剥離

　全層弁剥離とは、骨面に達する切開を入れ、骨膜ごとフラップを剥離することで骨面を露出させる方法である。フラップの剥離は容易であるが、術者の意図する位置への固定は難しい。

　全層弁剥離は、歯冠長延長術、歯周組織再生療法、インプラント治療などによく用いられる剥離法である。切開は処置の目的に応じて、歯肉溝内切開、歯肉辺縁切開、歯槽骨頂予測切開などが用いられる。

2. 部分層弁剥離

　部分層弁剥離とは、上皮下結合組織と骨膜の間にメスを入れ、骨膜を骨面上に残した状態で剥離する方法である。骨膜が骨面に残されるので歯槽骨は保護される。

　全層弁剥離と比較すると技術的に難しいが、骨膜を固定源とした骨膜縫合を利用することで、術者の意図した位置にフラップを移動・固定できるため、アピカリーポジションドフラップ等のペリオドンタルプラスティックサージェリーで多用される。

成功のためのキーポイント

全層弁剥離

1. 切開を行う際は、メスを骨までしっかり到達させる。剥離子を用いて、確実に骨膜を骨から剥離する
2. 処置の目的に応じて、適切な切開方法を選択する
3. 歯肉溝内切開を行う際はアレンナイフを用いてからメスで切ることで、歯肉辺縁に傷をつけにくくなり、剥離後のフラップ辺縁もきれいなものになる

部分層弁剥離

1. シャープな切れ味が必要なので、新しいメスを用いる
2. アピカリーポジションドフラップなど行う際、縦切開から部分層弁を作製するためMGJよりやや根尖側の歯槽粘膜からメスで切り上げると、フラップの穿孔を起こしにくい
3. フラップをティッシュフォーセップスなどで把持し、フラップにテンションをかけながら、メスの透け方に注意してメスを動かすことが穿孔させないポイントである

全層弁剥離

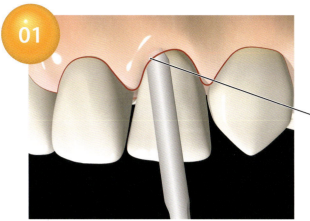

01 初めにマイクロ剥離子アレンナイフを用いて歯肉溝内切開を行うことで、メスによる辺縁歯肉の不用意な傷を防ぐことができる。さらに、剥離後のフラップ断端をシャープに保つこともできる。

図1-2-1a

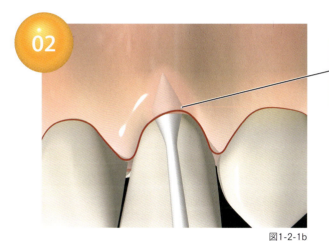

02 切開線からマイクロ剥離子イグルハルトにて、平らな面を骨側に当てて回転させるようにフラップを剥離していく。

図1-2-1b

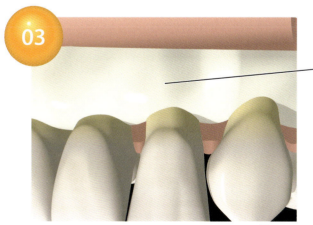

03 全層弁は、天然歯周囲におけるオープンフラップデブライドメントや歯槽骨整形術などに幅広く用いられており、フラップの翻転により骨面が露出する。

図1-2-1c

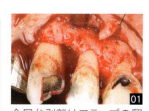

01 全層弁剥離はフラップの翻転により、しっかりと骨面を露出させる。歯肉弁には骨膜とともに栄養血管が付着しているため、血液供給が豊富で壊死を起こしにくい。

1章 ペリオドンタルプラスティックサージェリーのための外科基本手技

部分層弁剥離

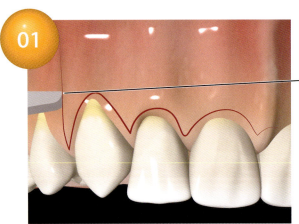

01 鋭利なメスを使用。縦切開から部分層弁を作製するため、歯肉歯槽粘膜境(mucogingival junction：MGJ)よりもやや根尖側からフラップを切り上げることで、フラップの穿孔を避けることが可能となる。

図1-2-2a

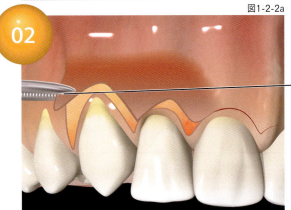

02 フラップをティッシュフォーセップス等でしっかり把持し、繊細にテンションをかけながら、メスを骨面と平行にして骨膜上を切開する。このとき、歯肉を通して見えるメスの透け方に注意する。

図1-2-2b

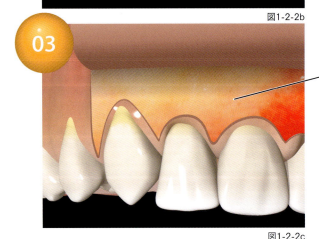

03 上皮下結合組織と骨膜の間にメスを入れ、骨膜を骨面上に残した状態で剥離する。これにより、歯槽骨が保護される。結合組織移植を行う場合、上皮側と骨膜から血液供給を得られる。

図1-2-2c

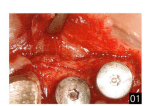

部分層弁剥離は鋭利なメスを用いて上皮下結合組織内で歯肉弁を離断することにより形成される。特にフラップは可及的に繊細に扱い、血流の阻害を最小限にして歯肉弁の壊死などのトラブルを防ぐようにする。

Evidence

全層弁剥離と部分層弁剥離後の骨吸収

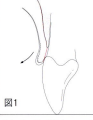
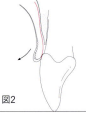

図1　　図2

全層弁であれ、部分層弁であれ、弁を剥離した部位では術後の骨吸収が認められる。しかし、ヒトにおいて全層弁剥離と部分層弁剥離後の骨吸収量を直接的に比較した論文は少ない[1,2]。一方、動物実験では部分層弁であれば骨吸収が完全に抑制されるわけではないが、全層弁剥離と比較してほとんどの場合は骨吸収量が少ない可能性が示されている[3]。したがって、骨膜を剥離する範囲は、術後の骨吸収のリスクを考え、歯周外科手術の目的を達成しうる最小限に留めることが望ましい。図1は全層弁、図2は部分層弁の模式図。(画像は参考文献4より引用)

1. Donnenfeld OW, Marks R, Glickman I. The apically repositioned flap – a clinical study. Journal of Periodontol 1964;35(5):381–387.
2. Wood DL, Hoag PM, Donnenfeld OW, Rosenfeld LD. Alveolar crest reduction following full and partial thickness flaps. J Periodontol 1972;43(3):141-144.
3. Fickl S, Kebschull M, Schupbach P, Zuhr O, Schlagenhauf U, Hürzeler MB. Bone loss after full-thickness and partial-thickness flap elevation. J Clin Periodontol 2011;38(2):157-162.
4. Otto Zuhr, Marc Hürzeler(著). 申基喆(監訳). 拡大写真で見るペリオとインプラントのための審美形成外. 東京：クインテッセンス出版, 2014;90,94.

全層弁剥離

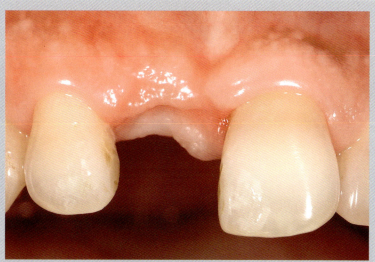

図1-2-3a　抜歯後8週経過時の右側中切歯欠損部。周囲組織の炎症は認められない。

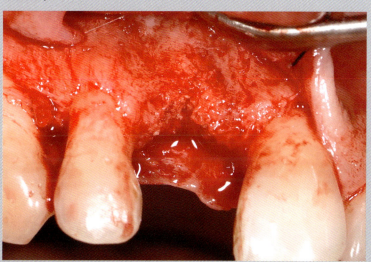

図1-2-3b　欠損部にインプラント埋入するために、切開線からマイクロ剥離子イグルハルトをしっかり骨面に当て、全層弁剥離を行う。

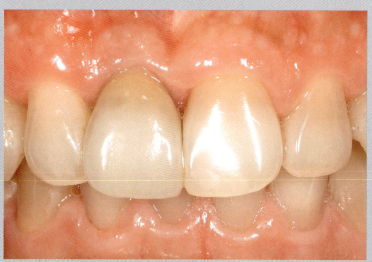

図1-2-3c　3年後右側中切歯欠損部における、インプラント最終補綴後の口腔内写真。審美的に良好な経過を認める。

1章3 縫合・結紮
Suture and Ligation

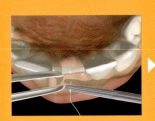
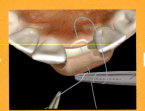
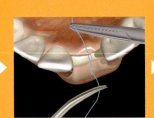
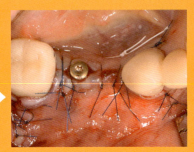

1. 結紮の種類

結紮は縫合において非常に重要であり、必要最小限の操作で、緩まない、解けない、抜糸まで安定しているという効果をもたらさなければならない。またその目的は縫合糸の両端をしっかりと、しかも組織を傷つけることなく結ぶことである。縫合方法や縫合糸の種類と縫合する場所によりいくつかのバリエーションを扱える必要がある。

一般的には、マルチフィラメントの縫合糸は摩擦係数が高いために解けにくく、逆にモノフィラメントの縫合糸は摩擦係数が低く、しっかり結紮しなければならない。歯周外科では、一般に角結び(Square knot)、引き結びまたは縦結び(Granny knot)、ならびに外科結び(Surgeon's knot)の3種類の結紮法を用いることが多い。(図1-3-1a〜3b)

結紮の種類

角結び(Square knot)

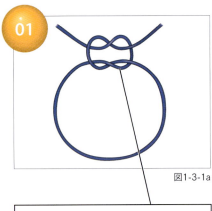

図1-3-1a

ひとつ結びを2回繰り返す結紮。第一結紮と第二結紮を反対方向に行う結紮法で、ほどけにくく、コンパクトで、頻繁に用いられる結紮法。

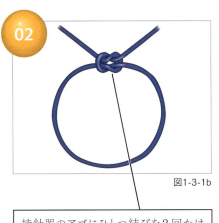

図1-3-1b

持針器のアゴにひとつ結びを2回かけるが、反対方向で行う。

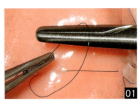
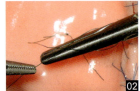

持針器のアゴにひとつ結びを2回かけるが、反対方向で行う。

1章3 縫合・結紮

引き結び / 縦結び（Granny knot）

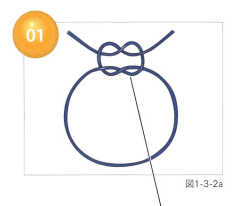
図1-3-2a

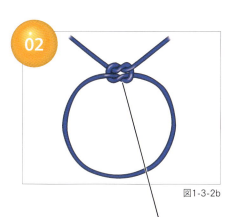
図1-3-2b

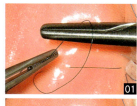
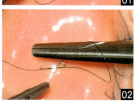

角結び同様、ひとつ結びを2回繰り返す結紮。第一結紮と第二結紮を同じ方向に行うもので、ほどけやすいという欠点があるが、第二結紮後にさらに締め付けることができるため、糸を引く方向に制限のある口腔内の狭いエリアで結紮する場合、非常に有用である。ただし、緩みを防ぐためにひとつ結びをもうひとつ加える必要がある。

2つ目の結紮を行ったこの状態から、さらに締めることができる。締め付けをコントロールできることから、歯科の結紮では多用される。ただし、マルチフィラメント糸は、締めている途中で結び目が固まってしまい、それ以上締められなくなることがある。

持針器のアゴにひとつ結びを2回、同じ方向から糸をかける。

外科結び（Surgeon's knot）

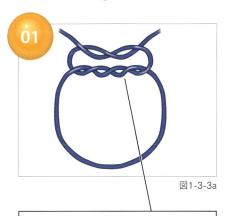
図1-3-3a

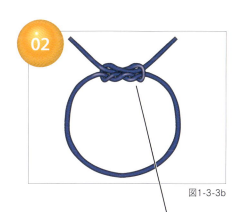
図1-3-3b

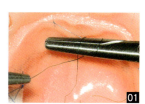

持針器のアゴに、第一結紮時二重に糸を絡ませる。

第一結紮時に糸を2重に絡ませ、角結びと同じく、第一結紮と第二結紮が反対方向になるよう結紮する方法。

第一結紮の際、糸を2回絡ませることで、摩擦抵抗が大きくほどけにくいため、強い緊張のかかる組織の縫合に用いる。第二結紮の際に第一結紮が緩みにくいという利点がある。

成功のためのキーポイント

1. 結紮は、必要最小限の操作で最大の効果を得るように心がける
2. 縫合糸の材質や形状（モノフィラメント、マルチフィラメント）により最適な結紮法が異なる
3. 一般的に摩擦係数の高い縫合糸には角結びや引き結び、低い縫合糸には外科結びを用いる

1章 外科基本手技

2．単純縫合

拡大視野下における縫合・結紮（マイクロスーチャーリング）の真骨頂は、テンションフリーで緊密な創縁閉鎖を達成することである。創縁を緊密に閉鎖することで一次創傷治癒に導き、早期の治癒と審美的な創面を達成する。

縫合時に糸を強く締めすぎてフラップに「シワ」ができると、創面はバットジョイントではなく重なって接していることになり、創面の緊密な閉鎖はできていない。フラップに「シワ」ができないように、フラップのテンションを調整しながら結紮できることが、マイクロスーチャーリングの大きな優位性の一つである。とくにループ縫合はテンションフリーで緊密な縫合をしたい場合に用いられる、マイクロスーチャーリング特有の縫合法である。

1回目の結びは二重に、2回目の結びも二重に結び、最後まで締めずフラップにかかるテンションを調整しながらループを残して縫合を終える。（図1-3-4a〜g）

単純縫合（ループ縫合）

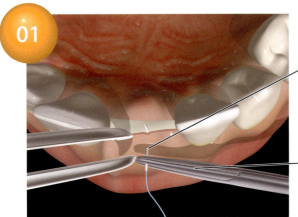

01

縫合糸は通常、6-0か7-0がよく用いられる。創面がバットジョイントに接するように、フラップに対して直角に刺入することを心がける。

マイクロスーチャーリングでは指で縫合糸を掴まず、必ずマイクロ用持針器（利き手）とタイイングフォーセップス（利き手ではない側）を用いて縫合糸を把持する。

図1-3-4a

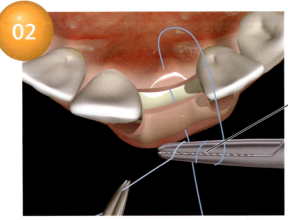

02

持針器を切開線上に置き、糸を持針器に二重に巻きつける。ここでのポイントは持針器に糸を巻きつけた後、もう一方の糸（自由糸端）をつかみにいかなければいけないので、把持する糸の近くで巻きつけることである。

図1-3-4b

成功のためのキーポイント

1. 結紮するとき、糸を急いで引いてしまうと糸にクセがついたり絡まったりしてしまうので、糸はゆっくり引くこと
2. フラップに「シワ」がよっていないか視認しながら、テンションフリーの結紮を心がける
3. 縫合糸の断端は、ほどけにくいように通常より長め（5 mm程度）に残してカットする

1章3　縫合・結紮

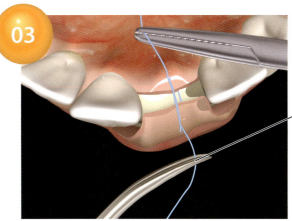

03　把持した糸を反対方向に、結び目が重ならないようにゆっくり引いて締めていく。この操作を焦って早くしてしまうと、細い糸ほど簡単にクセがついてしまう。

図1-3-4c

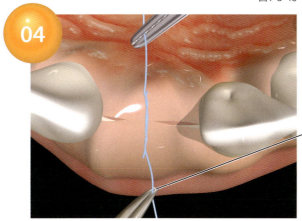

04　創面がバットジョイントで合わさり、かつフラップにシワができない必要最小限の力でゆっくり糸を締めていく。シワができたら結び目を緩めて調整する。このテンションフリーの結紮が治癒の結果に大きな影響を及ぼす。

図1-3-4d

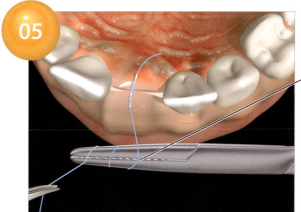

05　第一結紮と同様に持針器を切開線上に置き、糸を持針器に二重に巻きつける。ここでのポイントは、第一結紮の結び目に引っ張るような力がかかってしまうと結び目が緩んでしまうので、結び目からある程度離れた位置で一連の操作を行うことである。

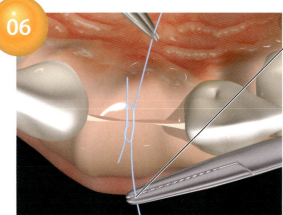

06　把持した糸を反対方向にゆっくり引いていき、最後まで締めずにループを残した状態で終了する。

図1-3-4e

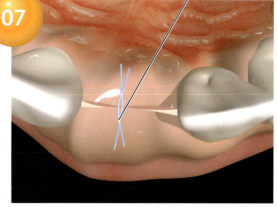

07　糸がほどけないように通常より長め（5mm程度）に残してカットする。糸を長めに残すことでその断端がフラップを押さえ、ほどけにくくなる。

図1-3-4f　　　　　　　　　　　図1-3-4g

1章 外科基本手技

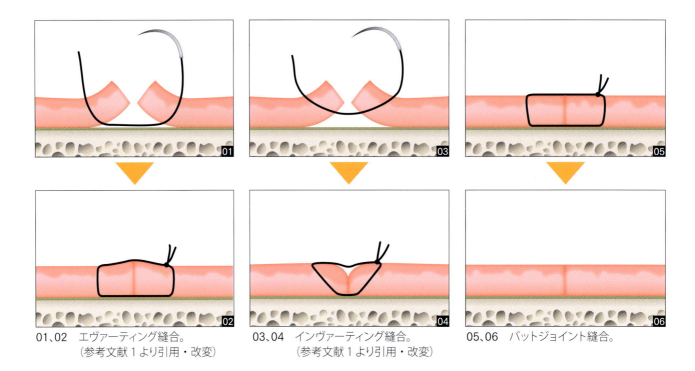

01、02 エヴァーティング縫合。
（参考文献1より引用・改変）

03、04 インヴァーティング縫合。
（参考文献1より引用・改変）

05、06 バットジョイント縫合。

3．マットレス縫合 - 水平・垂直

3.1. エヴァーティング縫合とインヴァーティング縫合

縫合は縫合方法の他に、創縁の重なり方によってエヴァーティング縫合とインヴァーティング縫合の2つに分類されている。しかし、マイクロスーチャリングで創縁を完全にバットジョイントで閉鎖する縫合は、このどちらにも当てはまらない。よって、筆者らはこれをバットジョイント縫合と呼んで区別している。

3.1.1. エヴァーティング縫合（凸型）

フラップに対して直角に刺入し、深部組織を多くつかみ、創縁を持ち上げ外反させる縫合である。上皮の内反がないため、深部組織の密着性が高く治癒が早いため、再生療法やGBR、軟組織増生術などに用いられることが多い。（P.24 01、02）

3.1.2. インヴァーティング縫合（凹型）

フラップに対する刺入角度が浅くなった場合の縫合である。深部組織を多くつかめないので縫合後上皮が内反し、創縁が陥没するため瘢痕治癒をきたす。また、上皮が内反するため深部組織の密着性が悪く、創は裂開しやすい。フラップの減張が足りず、強いテンションをかけて縫合した場合も同様の経過をたどる。（P.24 03、04）

3.1.3. バットジョイント縫合

創面を完全に元通りバットジョイントに戻す方法で、マイクロプラスティックサージェリーで目指す縫合である。早期かつ審美的な治癒を達成する。（P.24 05、06）

3.2. マットレス縫合におけるエヴァーティング縫合とインヴァーティング縫合の使い分け

マットレス縫合とは縫合糸をU字型に刺入し、創縁を"点"ではなく"面"で縫う方法である。フラップを面で押さえることができるため、フラップを骨面や根面に密着させたいときに効果的である。また、広い範囲を少ない回数で縫合できるため、時間短縮にもつながる。

マットレス縫合は水平マットレスと垂直マットレスに大別される。水平マットレス縫合は近遠心的に長いエリアの縫合に用いられ、垂直マットレス縫合は歯間部などの近遠心的には狭く、縦方向に長いエリアの縫合に用い

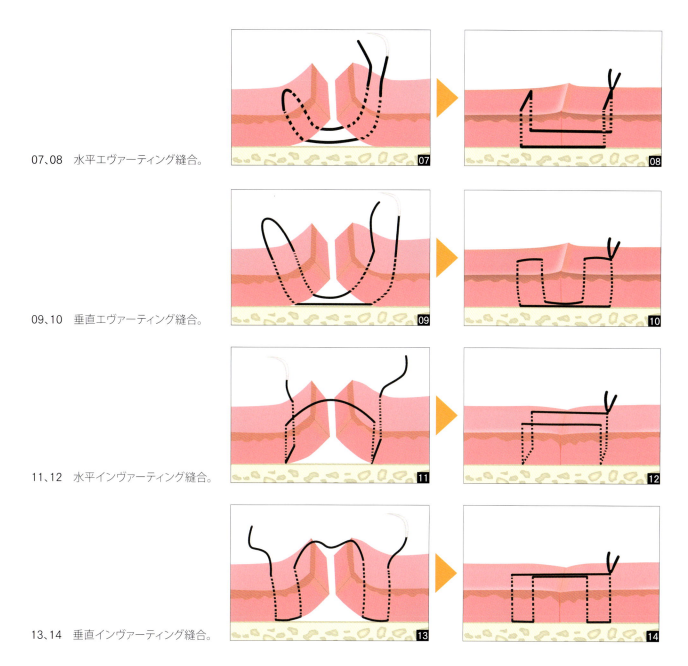

07、08　水平エヴァーティング縫合。

09、10　垂直エヴァーティング縫合。

11、12　水平インヴァーティング縫合。

13、14　垂直インヴァーティング縫合。

られる。そして、そのどちらにもエヴァーティング縫合とインヴァーティング縫合があり、明確な使い分けがあるのでここで説明したい。

　マットレス縫合におけるエヴァーティング縫合は、縫合創の下に縫合糸を通すことで創縁を上に持ち上げ、フラップと骨との間にスペースを確保することができる。よって、再生療法やGBRで用いる骨補填材料を設置するスペースを確保したり、軟組織増生術で結合組織移植片を設置するスペースを確保したい場合などに用いられる。（P.25 07～10）

　一方、インヴァーティング縫合は、縫合創の上に縫合糸を通すことで創縁を上から押さえ込むことができる。よって、歯周病の切除療法や組織増生術をともなわないインプラント手術などで、フラップを緊密に骨や根面に密着させたい場合に用いられる。もし再生療法でインヴァーティング縫合を用いてしまうと、スペースメイキングしたい骨補填材料を上から押さえ込むことになり、骨が再生するスペースを潰してしまう。（P.25 11～14）

　このように、縫合法の選択は非常に重要である。（図1-3-5a～8d）

1章 外科基本手技

15、16 交叉マットレス縫合。抜糸後、止血のためにコラーゲンスポンジなどを抜歯窩に填入する場合などによく用いられる。

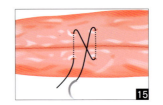 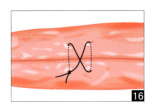

3.3. 交叉（クロス）マットレス縫合

交叉（クロス）マットレス縫合とは、縫合創の上で縫合糸をクロスさせる、水平マットレス縫合の変法である。抜歯窩にコラーゲンスポンジを填入する際、それが抜歯窩から出てこないようにしたり、遊離歯肉移植で移植片を受容床に固定したり、口蓋の供給側にコラーゲンシートを固定する場合などにも用いられる。

3.4. 垂直懸垂マットレス縫合（垂直マットレス縫合変法）

垂直懸垂マットレス縫合は、創面に対して深部と浅部で垂直的に糸を通し、結紮する側の反対側にループを作り、その中に縫合糸を通して拾い上げ外科結びを行う。垂直マットレス縫合の変法である。垂直マットレス縫合と単純縫合の効果を併せ持つため、非常に緊密な創面閉鎖を行える。しかし、この縫合法は創縁を上から押さえ込むインヴァーティング縫合に分類されるため、歯間部での再生療法などには適さないと考えられる。歯間部での再生療法には、垂直マットレスのエヴァーティング縫合で歯間部フラップの基底部を引き上げ、テンションフリーで単純縫合を併用することが推奨される。（図1-3-9a〜e）

マットレス縫合 - 水平・垂直

水平エヴァーティング縫合

01

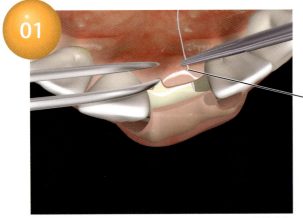

刺入は口蓋側から始める。唇側から刺入して唇側で結紮すると、結び目が粘膜下に埋もれて抜糸しにくくなることがある。

図1-3-5a

🎯 縫合糸の選択

硬軟組織の増生処置におけるホールディングスーチャーとして用いる場合は、4-0か5-0の太さの縫合糸を選択する。細すぎる縫合糸ではフラップの牽引圧に耐えられない。GORE-TEX縫合糸はしなやかで滑りが良く、他の縫合糸と異なり増し締めができるため、ホールディングスーチャーに適している。GORE-TEX縫合糸を用いる場合は、CV-5（通常の縫合糸の4-0の太さに相当する）が推奨され、結紮は1×1×1で行う。創縁には単純縫合（6-0か7-0）を追加する。

成功のためのキーポイント

1. 水平マットレス縫合は近遠心的に長いエリアの縫合に用い、垂直マットレス縫合は歯間部などの縦方向に長いエリアの縫合に用いる
2. エヴァーティング縫合は創縁を持ち上げ、インヴァーティング縫合は創縁を押さえ込む縫合である
3. 再生療法やGBR、そして軟組織増生術ではマットレスのエヴァーティング縫合と単純縫合を併用することがポイントである

02

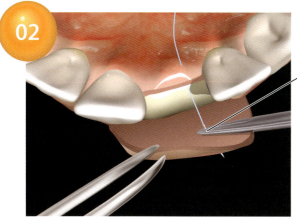

切開線から4～5mm離した唇側フラップ内面に刺入する。唇側フラップに減張切開を加えている場合は、減張切開している直上に刺入する。

図1-3-5b

03

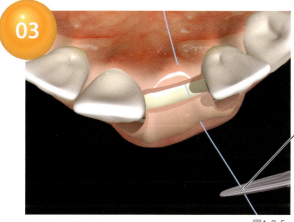

糸を引くときも、フラップを傷つけないようにゆっくり丁寧に行う。

図1-3-5c

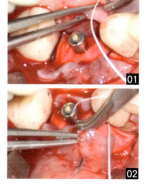

04

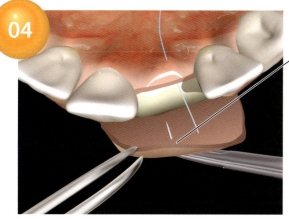

唇側フラップの唇側から、再度刺入する。

図1-3-5d

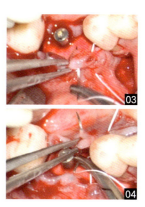

1章 外科基本手技

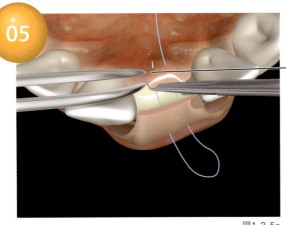
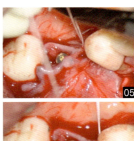

口蓋側フラップ内側から刺入する。口蓋側のフラップは厚いので、ティッシュフォーセップスを用いてフラップをしっかり起こして垂直に刺入するように心がける。

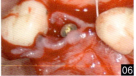

図1-3-5e

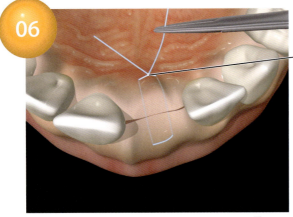
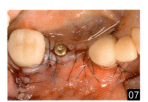

口蓋側で結紮する。縫合糸は切開線の下を通っているため、フラップの創縁を持ち上げることができる。

図1-3-5f

水平インヴァーティング縫合

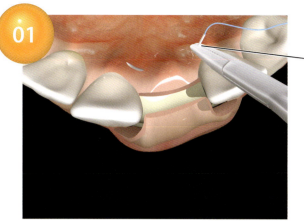

01 口蓋側フラップに刺入・刺出する。フラップに対して、できるだけ直角に刺入・刺出することを心がける。

図1-3-6a

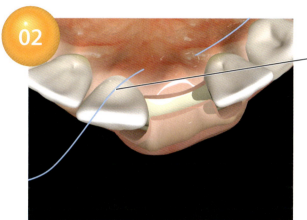

02 フラップを傷つけないように、縫合糸はゆっくりと丁寧に引く。

図1-3-6b

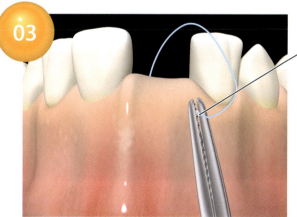

03 糸は切開線をまたぎ、唇側フラップに唇側から刺入する。

図1-3-6c

水平インヴァーティング縫合

縫合糸が創縁をまたぐため、フラップを上から押さえ込むことができる。
切除療法などにおいて、近遠心的に広いフラップを、根面や骨面に密着させたい場合に有効である。

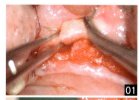
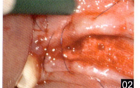
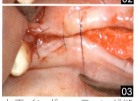

水平インヴァーティング縫合は、フラップを強力に押さえ込むことができるが、創縁の閉鎖が弱い場合がある、そのような場合は単純縫合を追加する。

1章 外科基本手技

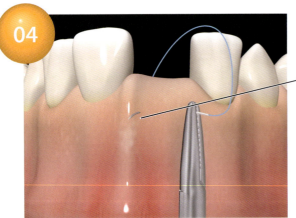

刺入点から刺出点の長さが、口蓋側のそれと同じ長さになるような位置から刺出する。

図1-3-6d

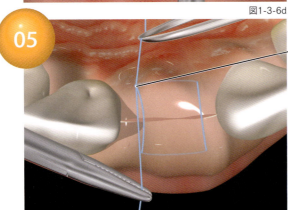

外科結び（2×1）で結紮する。

図1-3-6e

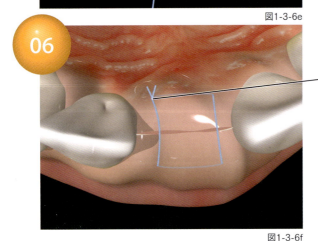

縫合糸は切開線をまたぎ、フラップの外側を通っている。そのため、フラップを押さえ込み、骨面に密着させることができる。

図1-3-6f

Evidence
縫合糸の太さ

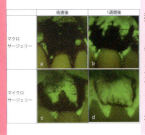

縫合時にフラップにかかるテンションをコントロールすることは、術後の創の裂開や瘢痕形成のリスクを減じるためにはたいへん重要である[1, 2]。

縫合糸の太さによりフラップにかかるテンションが異なり、組織断裂の頻度も異なることが動物実験で示されている[3]。本報告では、3-0や5-0では強い力がかかりやすく、組織の断裂が高頻度で認められるが、7-0であれば組織を断裂させる強い力がかかる前に縫合糸の断裂が起こるので組織の保護に繋がりうる可能性が示されている[3]。一方で、大きな組織増生の際のマットレス縫合では太い縫合糸をあえて用いることもあり、その目的に合致した縫合糸の選択が重要である。

繊細な処置においては、拡大視野で細い糸を使用することでより良好な治癒が得られることが臨床的にも示されている[4]。（図は参考文献4より引用・改変）

1. Burkhardt R, Lang NP. Role of flap tension in promary wound closure of mucoperiosteal flaps: a prospective cohort study. Clin Oral Implants Res. 2010;21(1):50-54.
2. Pini Prato G, Pagliaro U, Baldi C, Nieri M, Saletta D, Cairo F, Cortellini P. Coronally advanced flap procedure for root coverage. Flap with tension versus flap without tension: a randomized controlled clinical study. J Periodontol 2000;71(2):188-201.
3. Burkhardt R, Preiss A, Joss A, Lang NP. Influence of suture tension to the tearing characteristics of the soft tissues: an in vitro experiment. Clin Oral Implants Res 2008;19(3):314-319.
4. Otto Zuhr, Marc Hürzeler（著）. 申　基喆（監訳）. 拡大写真で見る ペリオとインプラントのための審美形成外科. 東京；クインテッセンス出版，2014：42.

垂直エヴァーティング縫合

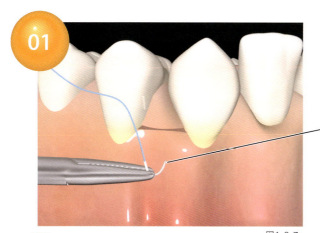

01 唇側フラップから刺入する。

図1-3-7a

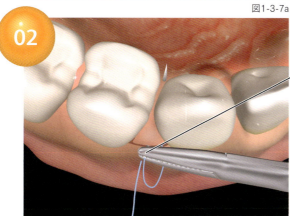

02 縫合糸は切開線の下を通し、口蓋側のフラップに内側から刺入する。

図1-3-7b

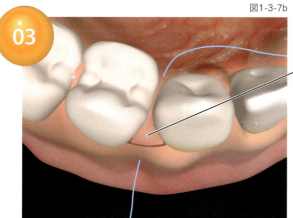

03 歯間部のフラップは近遠心的に薄いので、ちぎれないように繊細に縫合糸を扱うことが重要である。

図1-3-7c

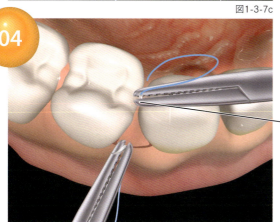

04 口蓋側フラップの底部に再度刺入する。

図1-3-7d

垂直エヴァーティング縫合

歯間乳頭部などの近遠心的に狭い部位での再生療法などに適した縫合法。エヴァーティング縫合のため、フラップを持ち上げ、骨補填材料を設置する空間を確保することができる。

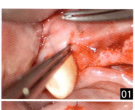
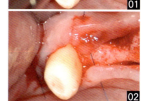
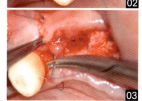

垂直エヴァーティング縫合は、フラップを持ち上げることができるが創縁の閉鎖能力は弱いため、単純縫合を追加する場合が多い。

1章 外科基本手技

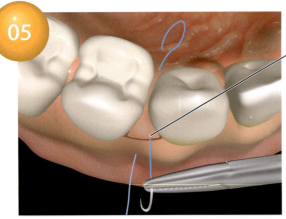

縫合糸を歯間部のフラップの下を通し、一度外に出す。

図1-3-7e

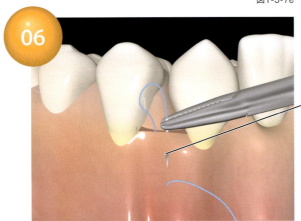

唇側フラップの内側から外側に刺入・刺出する。

図1-3-7f

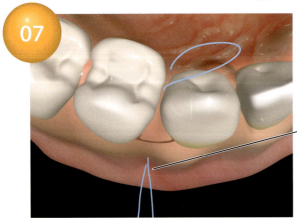

縫合糸はフラップを傷つけないように、ゆっくり丁寧に引く。

図1-3-7g

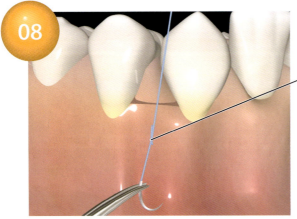

外科結び（2×1）で結紮する。縫合糸は切開線の下を通っているため、フラップの創縁を持ち上げることができる。創縁には単純縫合を追加する。

図1-3-7h

垂直インヴァーティング縫合

01

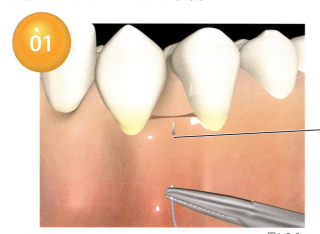

唇側フラップの角化歯肉内で刺入・刺出を行う。

図1-3-8a

02

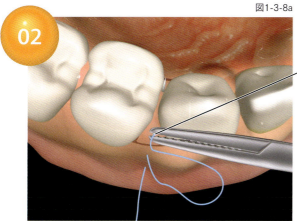

縫合糸は切開線の上をまたぎ、口蓋側のフラップに刺入・刺出する。

図1-3-8b

03

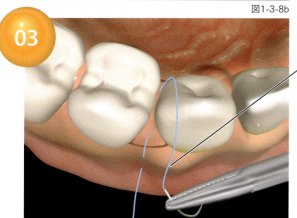

再度、縫合糸をコンタクト下に通し、唇側で結紮する準備に入る。

図1-3-8c

04

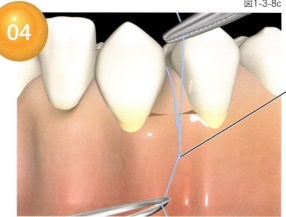

外科結び(2×1)で結紮する。

図1-3-8d

垂直インヴァーティング縫合

歯間乳頭部などの近遠心的に狭い部位で、フラップを骨面に密着させたい場合に有効である。
フラップを上から押さえ込むため、スペースメイキングが必要な再生療法などには適さないと考えられる。

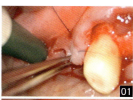
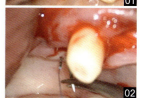
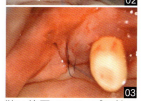

狭い範囲でフラップに針の刺入・刺出を行う点が少し難しい。そのような場合は一度に刺入・刺出をしようとせず、それぞれの動作を分けて行えば比較的容易になる。

1章 外科基本手技

垂直懸垂マットレス縫合

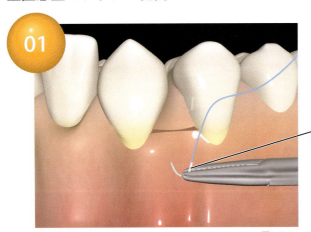

唇側フラップから刺入する。

図1-3-9a

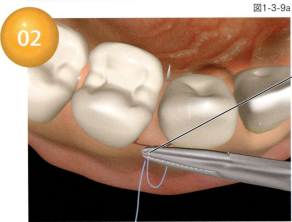

縫合糸は切開線の下を通し、口蓋側のフラップに内側から刺入する。

図1-3-9b

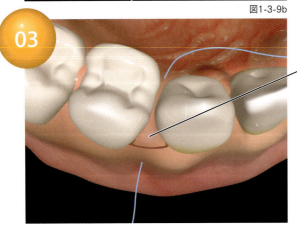

歯間部のフラップは近遠心的に薄いので、ちぎれないように繊細に縫合糸を扱うことが重要である。

図1-3-9c

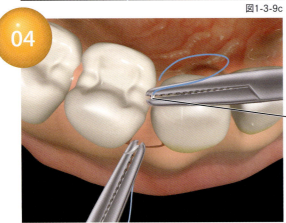

口蓋側フラップの底部に再度刺入する。

図1-3-9d

垂直懸垂マットレス縫合

垂直マットレス縫合の変法であるこの縫合は、垂直マットレス縫合に加えて単純縫合の効果を併せもつため、強力な創縁閉鎖を行うことができる。歯間乳頭部などの狭い部位を1糸で縫合したい場合などに有効な縫合法である。

1章3 縫合・結紮

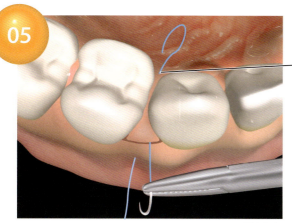

縫合糸を歯間部のフラップの下に通し、一度外に出す。このとき、最後まで引かずループを残しておく。

図1-3-9e

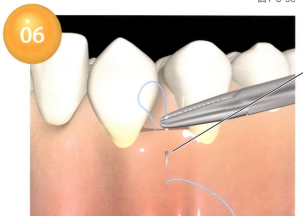

縫合糸はフラップの下を通し、一度外に出す。

図1-3-9f

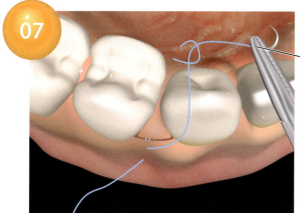

残したループを口蓋側で拾う。

図1-3-9g

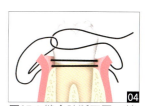

図07の縫合時断面図。（参考文献3より引用・改変）

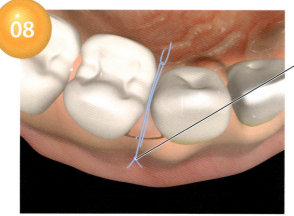

結紮終了。

図1-3-9h

1章 外科基本手技

4．懸垂縫合

歯の片側のみのフラップを縫合する際に用いられ、一方の歯間乳頭部に通した縫合糸を歯間部から歯の反対側に回し、もう一方の歯間乳頭部あるいは隣在歯に固定を求め、第一刺入点で結紮することで、フラップを歯冠側に引き上げ、歯頸部に密着させるための縫合である。歯肉弁歯冠側移動術やメンブレンを歯の周囲に設置する際に用いられる。（図1-3-10a〜h）

懸垂縫合

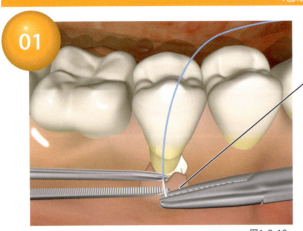

フラップを傷つけないように、歯間乳頭の細いところを避け、根尖寄りに刺入する。移植片がある場合は、一緒に刺入すると確実に固定できる。

図1-3-10a

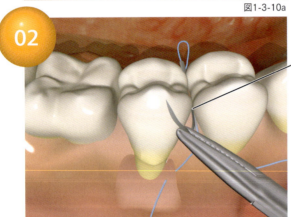

歯間空隙に縫合針を通して舌側へ回す。針先を傷めないように、基部から通す。

図1-3-10b

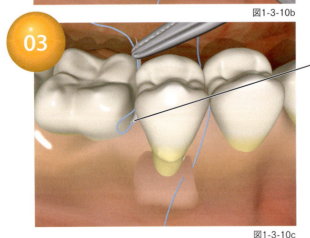

舌側から頬側へ縫合針を通す。

図1-3-10c

成功のためのキーポイント

1. 歯間乳頭が細い場合は縫合のテンションが強すぎないように注意する
2. 結合組織移植に用いる場合は、フラップと移植片を合わせて縫合することで移植片を確実に固定する

1章3 縫合・結紮

04
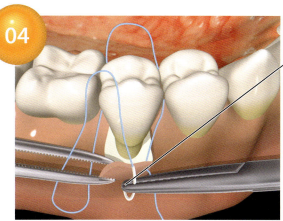
再び頬側から舌側へ縫合針を通す。

図1-3-10d

05
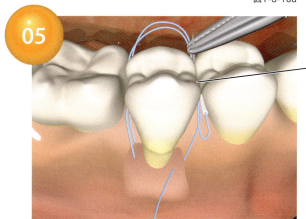
歯を取り囲むように糸を回し、舌側から頬側へと縫合針を戻す。

図1-3-10e

06
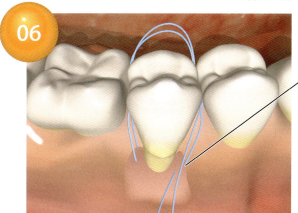
結紮前の状態。

図1-3-10f

07
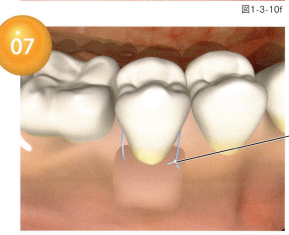
フラップを歯冠側へ引き上げ、最初の刺入点で結紮する。

図1-3-10g

1章 外科基本手技

5．連続縫合

連続縫合は、長い切開創を1本の糸で連続して縫合する方法である。結紮は最初と最後に行う単純縫合の2回だけとなり、単純縫合を複数行うよりも時間を短縮でき、縫合糸を節約できる。しかしながら、縫合中に糸が緩みやすく、創面の密着が得られにくい。さらに、1ヵ所でも糸が切れたり緩んだりした場合はすべての縫合部が緩んでしまい、縫合創全体が開いてしまうという欠点がある。

5.1．連続単純縫合

操作はもっとも簡単であるが、切開創に対して縫合糸が直角にならない部分があるため創面の密着性が劣る。（図1-3-11a～g）

5.2．連続ロック縫合

縫合糸が切開創に対して直角にしまるため、創面の密着性が高く、縫合糸の緩みも少なくできる。ただし、縫合糸の走行が複雑であるため、抜糸には時間がかかる。（図1-3-12a～j）

連続縫合

連続単純縫合

01

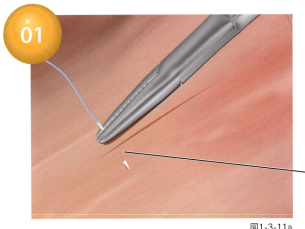

切開線に対して垂直に刺入し、切開線から刺入点と刺出点間の幅が同じになるように縫合する。

図1-3-11a

02

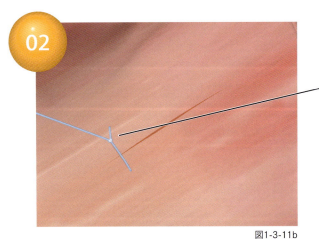

単純縫合を行う。

図1-3-11b

成功のためのキーポイント

1. 縫合糸が緩まないように縫合糸にテンションをかけながら行う
2. 刺入点および刺出点から創縁までの距離や、刺入点間の長さを一定にし、創面に加わるテンションが不均一にならないように心がける

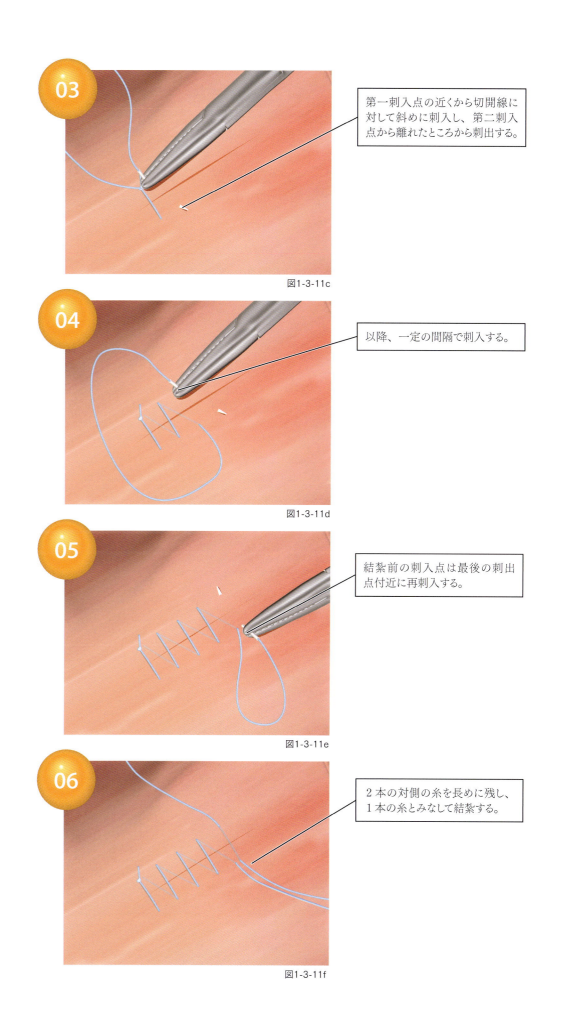

03 第一刺入点の近くから切開線に対して斜めに刺入し、第二刺入点から離れたところから刺出する。

図1-3-11c

04 以降、一定の間隔で刺入する。

図1-3-11d

05 結紮前の刺入点は最後の刺出点付近に再刺入する。

図1-3-11e

06 2本の対側の糸を長めに残し、1本の糸とみなして結紮する。

図1-3-11f

1章 外科基本手技

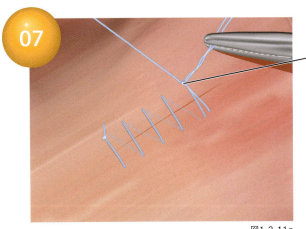

すべての糸を緩みがないように整えた状態で結紮する。

図1-3-11g

連続ロック縫合

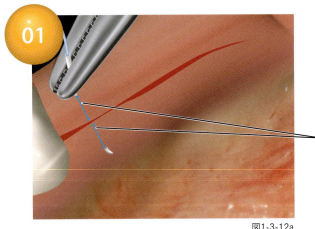

刺入点と刺出点は、切開線までの距離が均等になるように設定し、切開線に対して垂直に運針する。

図1-3-12a

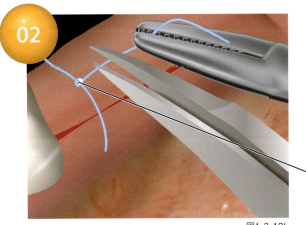

単純縫合を行い、結紮後は縫合糸の自由端のみを切断する。

図1-3-12b

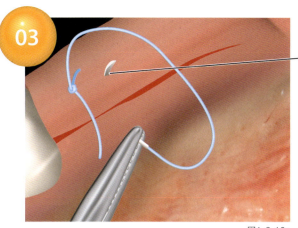

最初の刺入点とは反対側のフラップから刺入し、切開線に対して垂直に運針する。

図1-3-12c

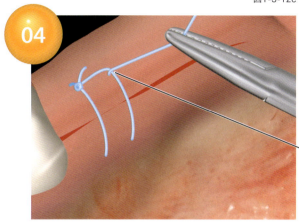

縫合糸を引っ掛けて次の刺入に移る。このとき、緩まないようにしっかりと牽引しておく。

図1-3-12d

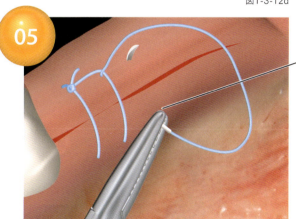

2針目と同様に最初の刺入点とは反対側のフラップから刺入し、これを連続して行う。

図1-3-12d

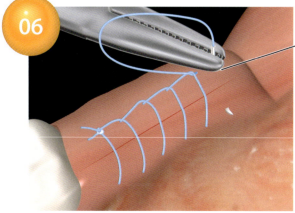

結紮のために1針目と同側のフラップから刺入する。

図1-3-12f

1章 外科基本手技

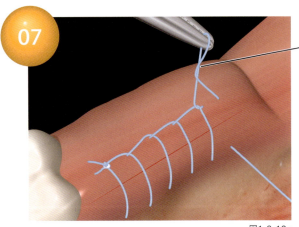

2本の糸を1本とみなして結紮する。

図1-3-12g

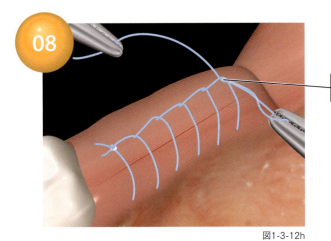

結紮は最後の刺入点で行う。

図1-3-12h

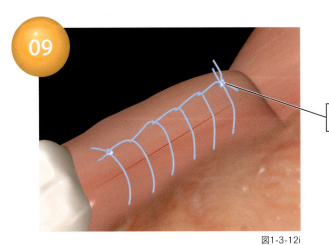

結紮終了。

図1-3-12i

参考文献
1. 河奈裕正，朝波惣一郎，行木英生（著）．改訂新版 インプラント治療に役立つ外科基本手技―切開と縫合テクニックのすべて―．東京：クインテッセンス出版，2015．
2. 小野善弘，宮本泰和，浦野 智，松井徳雄，佐々木 猛（著）．コンセプトをもった予知性の高い歯周外科処置 改訂第2版．東京：クインテッセンス出版，2013．
3. Lee H. Silverstein（著）．Gordon J. Christensen, David A. Garber, Roland M. Meffert, Carlos R. Quinnes（解説執筆者）．上村恭弘（訳）．デンタル スーチャリング 歯科縫合術の基礎：手術創閉鎖の完全ガイド．東京：クインテッセンス出版，2001．

2章 結合組織採取

Harvesting Techniques of Connective Tissue

2章1	口蓋よりの結合組織採取
2章1-1	シングルインシジョンテクニック……………44
2章1-2	Zucchelli テクニック ……………………52

2章2	上顎結節よりの結合組織採取
2章2-1	ウェッジオペレーション（三角切開法）……58
2章2-2	平行切開法（四角切開法）……………………63

2章1 口蓋よりの結合組織採取
Harvesting Techniques of Connective Tissue from Palate

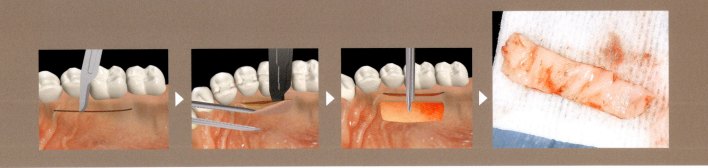

1. シングルインシジョンテクニック

　上皮下結合組織移植片の採取方法はさまざまな術式が報告されているが、治癒の観点（血液供給）から考えると、1本の切開線のみでエンベロップを形成し移植片を採取する、シングルインシジョンテクニックが有利であると考えられる。この術式は縫合も容易で治癒も早いが、1本の切開線から移植片を採取するため技術的な難易度がやや高く、初めて移植片を採取する場合はL型切開からトレーニングすると良い。U型切開は血流を阻害しすぎること、侵襲が大きいことから推奨しない。また、移植片を採取する際に骨膜剥離子などで骨から骨膜ごと採取すると、上皮が壊死した場合、骨を保護する骨膜がないために腐骨を形成することがある。そうなると、腐敗臭が生じるとともに治癒に長期間を要し、患者に多大な苦痛を強いることになる。よって、移植片の採取は必ずメスで行い、骨膜を骨側に残すことを強く推奨する[1]。

成功のためのキーポイント

1. 良質な移植片を採取できるかどうかは、どれだけ上皮を薄く切離できるかにかかっている。上皮側から見てメスが透けて見える程度の薄さ（0.5mm程度）を維持しながらメスを進め、上皮直下に存在する結合組織を採取する
2. 治癒の観点から、移植片は必ずメスで採取し、骨側に骨膜を残すことが重要
3. 後出血予防のために、術後2週間は採取部位に食べ物が当たらないように指導する。注意喚起の意味も込めて、縫合糸は2週間留置する

シングルインシジョンテクニック

01

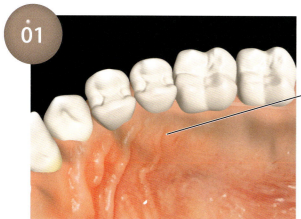

図2-1-1a

口蓋粘膜の採取部位の診査は術前に慎重に行う。
特に厚みについては前もって浸潤麻酔の針によるサウンディングにより確認しておくことが推奨される。供給側の結合組織の質については、浸潤麻酔を注入する際の抵抗を参考とする。

02

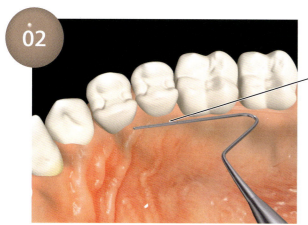

図2-1-1b

採取部位は第一小臼歯遠心から第一大臼歯遠心を基準に必要により近遠心に拡大する。遠心に拡大する際は解剖学的リスクに留意する。

03

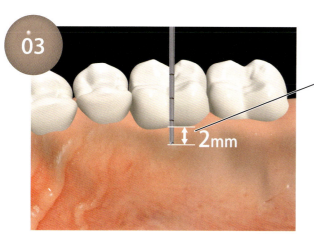

図2-1-1c

歯周状態が良好であれば、歯肉縁から2mm離して切開線を設定する。根尖側へ向かうほど解剖学的リスクが高まり、採取できる結合組織量も減少する。

2章 結合組織採取

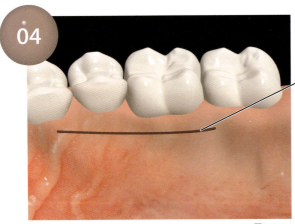

04 採取部位を決定後、切開線をマーキングする。Zuhrはシングルインシジョンテクニックの場合、採取したい長さよりやや長めの切開線を推奨している[1]。

図2-1-1d

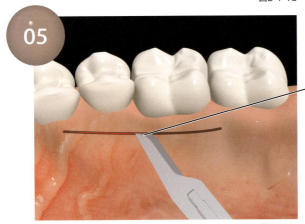

05 15Cを用いて、まず口蓋粘膜に垂直に切開線のマーキングをなぞってメスを入れる。ここで骨に刃先を当てると一気に切れ味が落ちるため、骨の手前までメスをいれることを意識する。

図2-1-1e

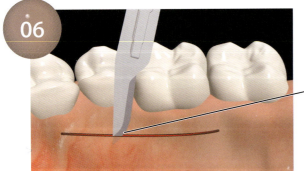

06 次に、同じ切開線内に口蓋粘膜に可及的に水平に、上皮を厚さ約0.5mmで剥がしていくようなイメージでメスを入れる。初めはメス先0.5〜1mmだけを用い、エンベロップの入り口を形成する。このときCK2を用いるとメスが歯に当たらず、切開しやすい。

図2-1-1f

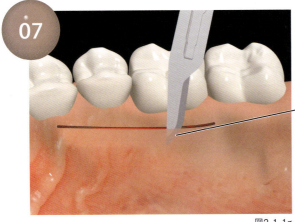

07 上皮表面から0.5mmの厚みをキープするイメージで、徐々にメスを深く根尖側へと進めていく。これでエンベロップフラップを形成していく。上皮側から見てメスの刃が透けて見えるのが適切な厚みの目安であり、パーフォレーションしないように注意しながらエンベロップフラップを形成していく。

図2-1-1g

2章1　口蓋よりの結合組織採取

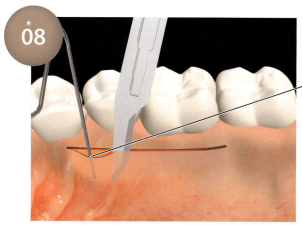

08　メスを進めるのを補助するようにプローブを用いてフラップを少し起こしてやる。ティッシュフォーセップスを用いてもよいが、強く把持して上皮にダメージを与えないように注意することが必要である。

図2-1-1h

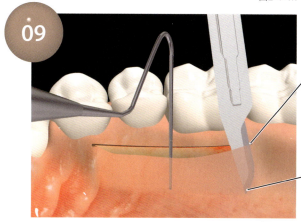

09　切開線の幅いっぱいまでメスをしっかり切り進める。コーナー部分の内側では、切開線よりも少し大きくメスをいれるのがポイントである。

メスを入れる深度は口蓋粘膜の形態や深さにより異なるが、深く入りすぎれば出血のリスクが高まる。筆者らは15Cの刃先の長さ（10mm）を基準にして、8〜9mm程度を一般的な深度としている。

図2-1-1i

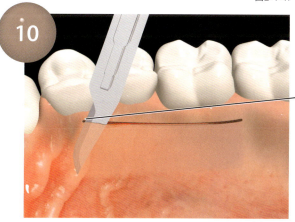

10　特に近心のコーナー部分は角度的にメスを挿入しにくい部分なので留意する。しっかり近心いっぱいまで切れていないと、採取した結合組織片が思いのほか小さいということになる。この一次切開は上皮を薄く排除していくため、時間をかけて慎重に行う。

図2-1-1j

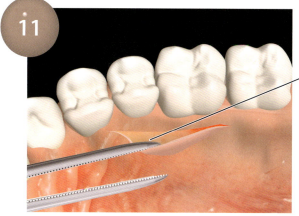

11　一次切開が終了した状態。マイクロスコープを用いて処置を行うと、エンベロップフラップ内を明瞭に確認できる。エンベロップフラップ内にしっかり切開が行き届いているか確認する。

図2-1-1k

2章 結合組織採取

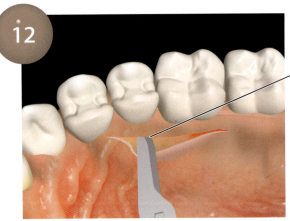

12 続いて二次切開を行う。再度、口蓋粘膜に垂直に切開した部分をなぞる。必要なら（口蓋粘膜が薄い場合）、このときにメスを骨に当てる場合もある。

図2-1-1l

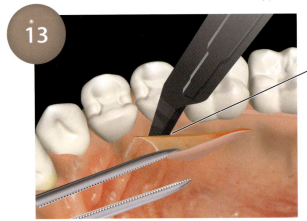

13 次にメスを再び口蓋粘膜に水平に進めていき、骨膜や脂肪・腺組織を骨側に残し、できるだけ結合組織片のみを骨から切離するよう心がける。

図2-1-1m

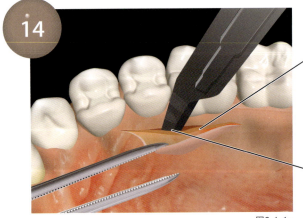

14 結合組織の厚さをしっかり確認しながら進める。口蓋粘膜の厚みと手術の目的により異なるが、一般的に1.0〜2.0mmの厚みの結合組織片を採取する。

骨側に組織を残すことが、供給部位の壊死を防ぐために重要である。一次切開と同じ幅、同じ深さまで切開するように注意する。切開エリアの注意点は一次切開とほぼ同じである。

図2-1-1n

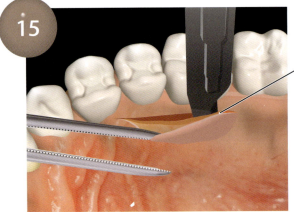

15 口蓋の解剖学的形態によるがメスの刃先がちょうど隠れるくらいが深度の目安であり、それより深く入れる場合は、慎重に確認をしながら行う。

図2-1-1o

2章1　口蓋よりの結合組織採取

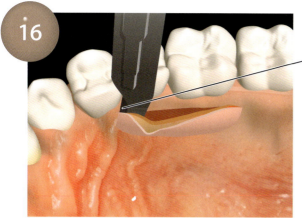

近心側のコーナー部分にしっかりメスを入れることが、必要な大きさの移植片を採取するポイントである。

図2-1-1p

重要ポイント

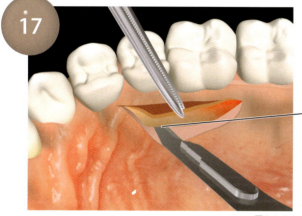

二次切開（2枚におろす）が終了したら次に一次切開と二次切開を繋ぐ切開に入る。切り残しがあれば結合組織は出てこない。この段階あたりから出血が増えてくるので、確実にメスを通すことが重要である。近心→基底部→遠心またはその逆に一筆書きの要領で一気にメスを進める。このとき、ティッシュフォーセップスで結合組織を把持して少し引っぱりながら切開することが、必要量の移植片を採取するポイントである。

図2-1-1q

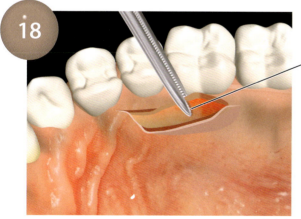

ティッシュフォーセップスで優しく把持して引き上げながら、移植片が切離できていることを確認する。

図2-1-1r

2章 結合組織採取

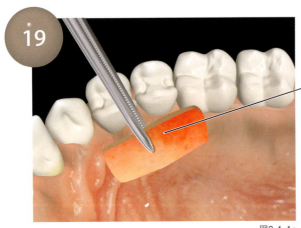

採取終了。ここから手術助手は大口蓋孔付近の圧迫止血に入り、術者は採取した移植片のトリミングを速やかに始める。
このとき、脂肪・腺組織は可及的にすべて除去し、結合組織のみを残すように心がける。

図2-1-1s

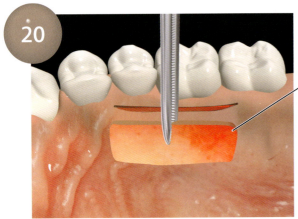

切開線と、実際に採取した移植片の大きさ(幅)を比較する。計画通りの大きさの移植片が採取できているかを確認し、次回の手術に生かすように検証することも重要である。

図2-1-1t

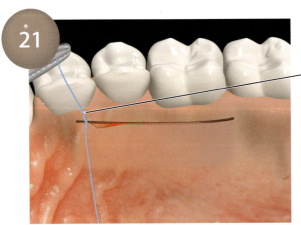

移植片のトリミングが終了したら、速やかに縫合処置に入る。縫合は連続縫合を、縫合糸は6-0または7-0を用いる。

図2-1-1u

2章1 口蓋よりの結合組織採取

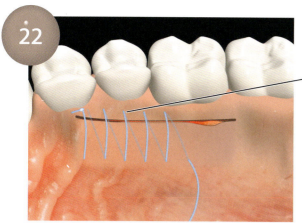

22 なるべく等間隔(2〜3mm)に縫合する。移植片を採取した部分の上皮が一部壊死しても縫合が外れないように、また採取部位を大きく押さえるように根尖側深めの位置から針を出す。

図2-1-1v

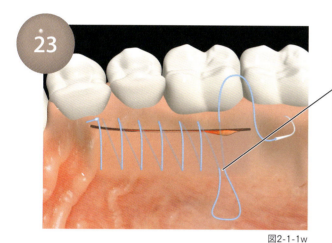

23 最後は口蓋から刺出した針を再度口蓋から刺入し、ループを作る。それを一本の糸と見立てて結紮する。結紮する前に全体の緩みをとっておくことが重要なポイントである。

図2-1-1w

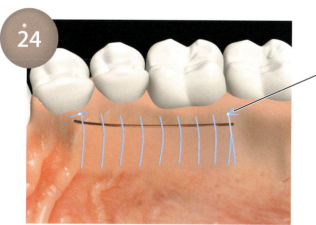

24 縫合が終了した状態。必要があればここで再度止血処置。
患者には、出血した場合に圧迫止血のために押さえる場所をしっかり伝えておく。実際に押さえて伝えるとよい。

図2-1-1x

2. Zucchelli テクニック

口蓋粘膜が薄い(2.5mm 未満)患者の場合、シングルインシジョンテクニックで骨側に骨膜を残し、1mm の厚みの良質な上皮下結合組織を採取することは技術的に難しい。このような場合、Zucchelli[1]は結合組織片を上皮付きで採取し、口腔外で上皮を薄く除去する術式を提唱している。

上皮付きで移植片を採取する場合、創面が開放創となるため、深部から移植片を採取すると術後疼痛が強くなる傾向にある。よって、この術式ではメスを深く入れないことを心がけ、深さ1.5~2.0mm を目安にメスを進めていく。そのため、大口蓋孔などの解剖学的リスクが高いエリアでも、比較的安全に移植片を採取することができる。その結果、シングルインシジョンテクニックよりも遠心部(第二大臼歯中央部付近)まで移植片採取が可能である。

しかし、このテクニックは1.5mm で採取した上皮付き結合組織片から0.5mm の上皮を除去し、1mm 程度の厚みの結合組織片採取を想定している。つまり根面被覆のような、用いる移植片にそれほど厚みを必要としない術式への利用を想定しているため、歯槽堤増大術のような厚みのある移植片を必要とする術式への利用には適していない。また、現在のところ上皮を明確に識別する手法がないため、口腔外で上皮をすべて除去できたかどうかは目視以外に確認する術がない。上皮の除去には拡大視野での細心の注意のもとで行うこと。

成功のためのキーポイント

1. 術後の出血や疼痛を防ぐためには拡大視野にて、上皮付き結合組織片を2.0mm より深い部位からは採取しないことを心がける
2. 口腔外で上皮を除去する際は、シャープな切れ味が必要なため新しいメス刃を用いる。また、手術助手のアシスタントワークが重要である
3. メスで慎重に上皮を除去しても、移植片の辺縁部は上皮を取りきることが難しい。よって、移植片の辺縁は切除して上皮を除去すること

2章1 口蓋よりの結合組織採取

Zucchelli テクニック

01

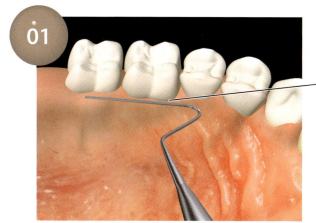

図2-1-2a

口蓋粘膜の採取部位の決定。近遠心的には第一小臼歯近心から第二大臼歯中央部までを最適部位として、必要により近遠心的に延長していくが、遠心への延長は解剖学的な点に留意が必要である。

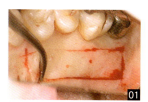
隅角部の切開はクロスオーバーする。

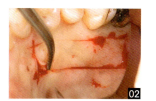
隅角部を押さえて移植片を剥離する（浸潤麻酔も有効）。

02

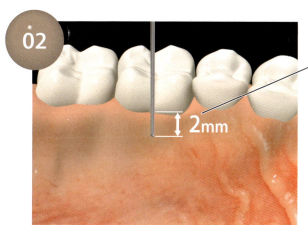

図2-1-2b

歯周状態が良好であれば、口蓋歯肉縁から2mm離して切開線を設定する。

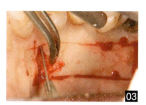
移植片の角から一定の厚みで切除する。

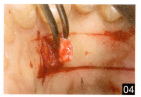
前方は脂肪組織、疎性結合組織が多く、切除が困難である。

03

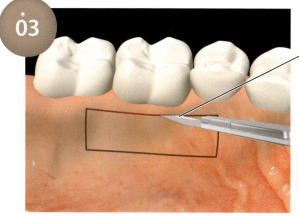

図2-1-2c

採取部位をマーカーで印記した後、15Cを用いて採取を開始する。

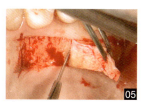
ブレードの角度に注意。

2章 結合組織採取

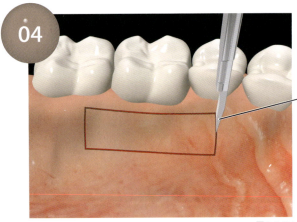

図2-1-2d

切開の深さは1.5mmを目安にして、メスを進めていく。メス刃の幅が約1mmなのでそれを参考に、メス刃が完全に隠れるように切開していく。外形線をメスでライニングした後、上皮付結合組織の採取に入る。出血を抑えるために近心から遠心へとゆっくり進める。

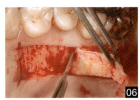

密な線維性組織部は切除しやすい。骨面の形態の変化に注意。

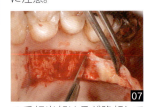

6番相当部は骨が隆起していることが多く、結合組織が薄くなりやすい。

重要ポイント

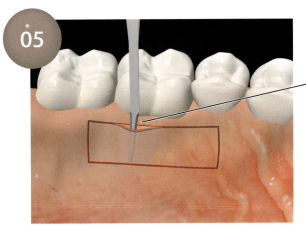

図2-1-2e

根尖側へ向けてメスを進める際、歯の口蓋咬頭が邪魔をしてメスの角度を妨げる場合がある。その場合はメスに角度を付けられるCK2などを用いるとスムーズに行える。

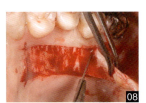

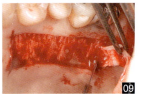

遠心の切開を確実に行っておくことで、移植片は容易に切離される。

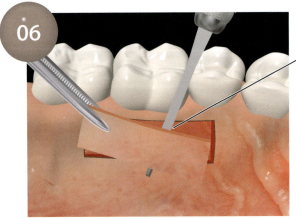

図2-1-2f

繰り返すが、1.5mmを目安にメスが深く入りすぎないように注意し、移植片を採取する。

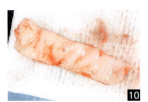

採取された移植片。

2章1 口蓋よりの結合組織採取

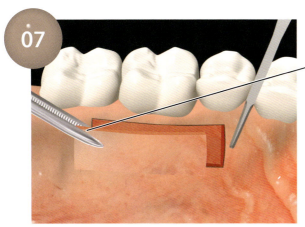

07 採取が終了したら、移植片は速やかに上皮のトリミングを行い、採取部は圧迫止血処置に移行する。

図2-1-2g

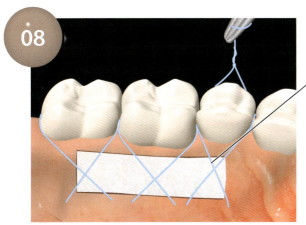

08 創面を完全に覆うように、コラーゲンスポンジを採取部位より少し大きくトリミングして設置し、交叉マットレス縫合を用いて固定する。

図2-1-2h

2章 結合組織採取

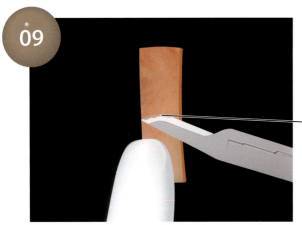

09 採取した上皮付き結合組織から上皮を取り除く。ドレープ、または専用のトレーの上で、指で片側を押さえながら、移植片の中央から辺縁に向けてまず半側を慎重にメスで上皮を排除していく。0.5mmの厚みを目安に、確実に上皮を取り除くことが必要である。Zucchelliは、生食で濡らしながら拡大下で処置することを推奨している。また、新しい刃に交換しておくことも重要である。

図2-1-2i

重要ポイント

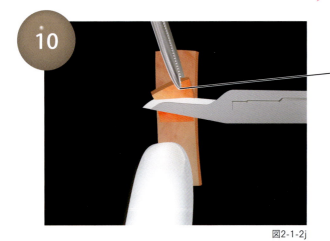

10 上皮には光沢があり、上皮下結合組織には光沢がないため、これをよく見ながら慎重にトリミングしていく。取り残しがないように、可及的に上皮を一塊で取り除くことが望ましい。

図2-1-2j

クリニカルポイント

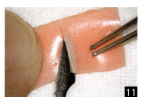

11 Zucchelliテクニックは、アシスタントワークが非常に重要である。移植片の片側を術者が指で押さえ（インスツルメントでなく、指がいい）、移植片の中央から上皮を慎重にメスで排除していく。その際、アシスタントはフォーセップスで軽く押さえることで適度なテンションを与え、メスが進みやすいようにする。そうすることで、術者は一定の厚みで上皮を除去しやすくなる。

Evidence

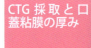
CTG採取と口蓋粘膜の厚み

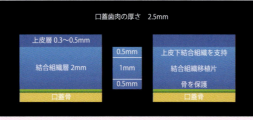
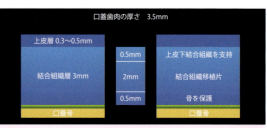

口蓋粘膜はCTGの採取部位として多く選択される。この部位の上皮組織は厚さ約0.3〜0.5mmであり、その直下には上皮を支持する結合組織層が約0.5mmの厚さで存在する。また、骨膜上には骨を保護する結合組織層が約0.5mmの厚さで存在し腺組織や脂肪組織を多く含む。移植に適した結合組織は、この結合組織層の間の結合組織である。したがって、口蓋粘膜が薄い（2.5mm未満）患者の場合、シングルインシジョンテクニックで骨側に骨膜を残し、1mmの厚みの良質な上皮下結合組織を採取することは技術的に難しい。この場合、Zucchelliテクニックの適応を考慮する。すなわち、CTG採取にあたっては口蓋粘膜の厚みを測定し、採取手技を判断しなければならない。（画像は参考文献1より引用・改変）

1. Giovanni Zucchelli(著), Guido Gori(イラスト), 沼部幸博(監訳), 鈴木真名, 瀧野裕行, 中田光太郎(訳). イラストで見る 天然歯のための審美形成外科. 東京：クインテッセンス出版, 2014.

2章1 口蓋よりの結合組織採取

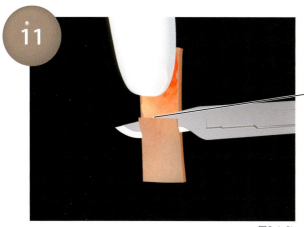

図2-1-2k

同様に残り半分の上皮を取り除いていく。できるかぎり速やかに処置を行うこと、移植片を保存的に、丁寧に扱うことが生着のためには不可欠である。

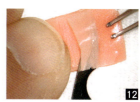

メスが進むのをサポートするように、アシスタントはフォーセップスをゆっくりとメスの動きに合わせ移動させる。これにより、難易度の高い処置がずいぶん容易になる。

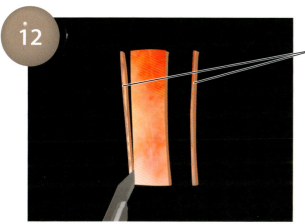

図2-1-2l

上皮を取り残しやすい両端はメスで除去する。

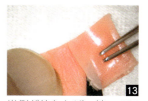

半側が終われば、続いて反対側も同様に行う。これもアシスタントワークが非常に重要な処置である。上皮を残さないよう、最終チェックも必要となる。

参考文献

1. 中田光太郎, 木林博之(著). 岡田素平太, 奥野幾久, 小田師巳, 尾野誠, 園山亘, 都築優治, 山羽徹(著). エビデンスに基づいたペリオドンタルプラスティックサージェリーイラストで見る拡大視野での臨床テクニック. 東京：クインテッセンス出版, 2016.
2. Giovanni Zucchelli(著). Guido Gori(イラスト). 沼部幸博(監訳). 鈴木真名, 瀧野裕行, 中田光太郎(訳). イラストで見る天然歯のための審美形成外科. 東京：クインテッセンス出版, 2014.

2章2 上顎結節よりの結合組織採取
Harvesting Techniques of Connective Tissue from Maxillary Tuberosity

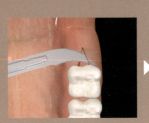 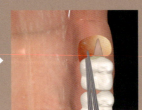 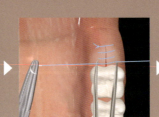 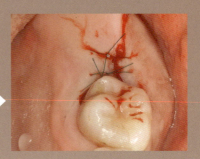

1. ウェッジオペレーション（三角切開法）

　供給部位としての上顎結節は、智歯が存在しない場合、ある程度の広さがある、開口量が十分であるなどの条件が整っていれば有効な場所である。この部位から採取した結合組織は線維成分が豊富であり、逆に血管成分が疎であるという特徴がある。そして口蓋粘膜と比べて、採取にあたっての解剖学的なリスクが少ないというアドバンテージがある。

　三角切開法は、角化歯肉は十分であるが、小さい、または奥行のない結節に応用する。術式は、上顎最後臼歯遠心の歯肉厚さを減少させたり、ポケット除去のためのディスタルウェッジ法に準じる。

成功のためのキーポイント

1. 三角形の切開線のデザインは最終的な創の閉鎖を予測して行う
2. メスの刃先がどこにあるかを十分認識しながら確実に移植片を採取できるよう、メスさばきが重要な処置である
3. 厚すぎる移植片は血液供給を考慮してトリミングする

ウェッジオペレーション（三角切開法）

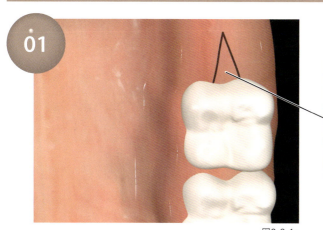

01 二等辺三角形の切開線を設定する。一般的には、三角形の底辺は最後臼歯遠心歯肉厚さと同じに、高さはその2倍に設定するが、採取する移植片の大きさや角化歯肉の量により適宜変更する。

図2-2-1a

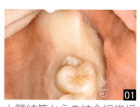

上顎結節からの結合組織採取の場合、結節の大きさ、粘膜の厚みは術前に十分把握しておく必要がある。そして、患者の開口量・頬の伸展の程度も、採取におけるアクセスに大きな影響を及ぼす。

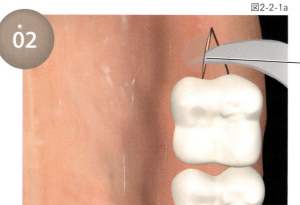

02 12または12Dのメスを用いて三角形の切開線よりメスを斜めに挿入。部分層（上皮側は1mm）の厚さからはじめ、徐々に深くなる。

図2-2-1b

重要ポイント

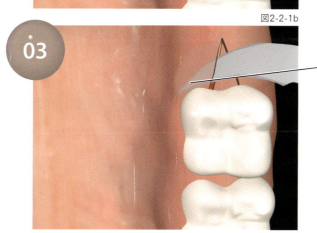

03 三角形の切開線より、最後臼歯の歯肉溝内切開へ連続して進めていく。

図2-2-1c

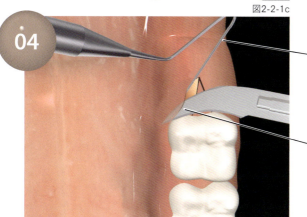

04 左手にはプローブを持つ。

メスの深さを確認しながら進めていく。

図2-2-1d

2章 結合組織採取

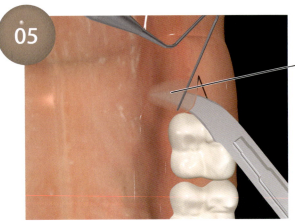

図2-2-1e

メスの透け具合で、深さを判定する。徐々にメスは深く入り、予定する移植片の大きさまで到達したら骨に当てる。

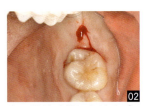

歯周外科手術におけるディスタルウェッジ法に準じ、採取したい移植片の大きさに応じて二等辺の頂点を遠心にして、三角の切開線を設定する。採取後、創を一次閉鎖できるよう考慮して、切開線から骨に向けて大きく斜切開を入れていき、必要量の結合組織を採取する。

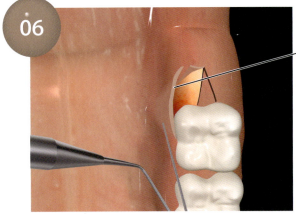

図2-2-1f

上皮側は切開線近くで1mm程度の厚みで、深さが増すにつれて徐々に厚みを増す。

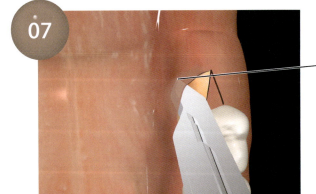

図2-2-1g

予定する大きさに到達すると骨までしっかりメスを進め、移植片を上皮側と切り離す。

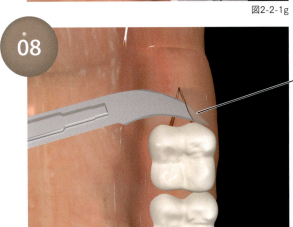

図2-2-1h

頬側も同様に進めていく。

2章2 上顎結節よりの結合組織採取

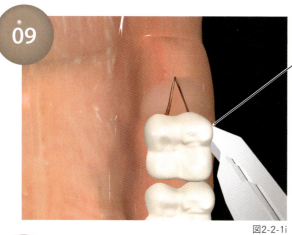

頬側も歯肉溝内切開へと移行的に連続させる。

図2-2-1i

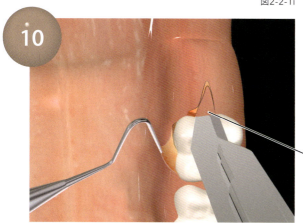

最後臼歯遠心の歯肉溝内切開もしっかりいれて、確実に移植片を採取できるよう準備する。

図2-2-1j

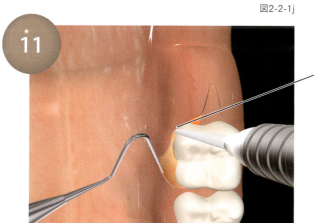

口蓋側の剥離。

図2-2-1k

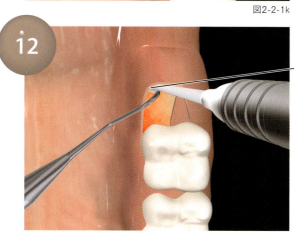

剥離子、ナイフ、スケーラーなどを用いて骨から移植片を一塊で採取する。

図2-2-1l

2章 結合組織採取

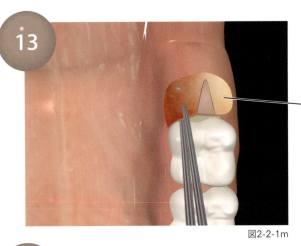

採取された移植片。

図2-2-1m

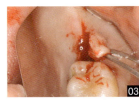

結合組織はコラーゲンに富んだ硬い質のものが採取できる。採取後上皮を除去し、多くの場合厚みをコントロールするためにトリミングを行う。

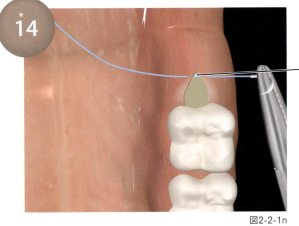

6-0の縫合糸を用いて、単純縫合により確実に一次閉鎖を獲得する。

図2-2-1n

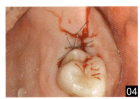

創を緊密に縫合する。この部位は、術後の痛みや不快感も少なく、術後出血のリスクも少ない点では、口蓋粘膜より有利である。

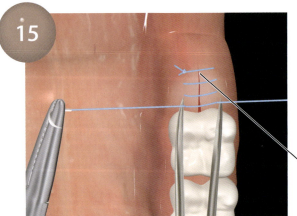

縫合終了時。

図2-2-1o

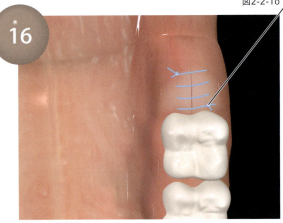

図2-2-1p

2．平行切開法（四角切開法）

前項で述べた三角切開法に比べ、大きな移植片を採取する必要がある場合に用いる。奥行きのある大きな上顎結節に適応される。平行切開のため、より口蓋側へのアクセスが容易になり、口蓋側の豊富な組織を採取できる。また通常、口蓋側は7番近心までアクセスするが、結合組織の量を求める場合は6番まで採取部位を拡げる場合もある。

平行切開法（四角切開法）

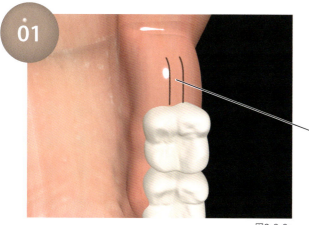

図2-2-2a

01 最後臼歯の遠心（多くは第二大臼歯）に角化歯肉を越えて水平な切開線を設定する。

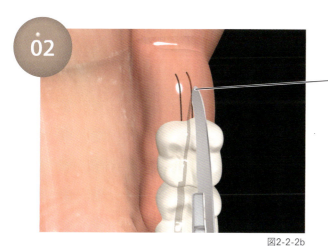

図2-2-2b

02 12または12Dのメスを用いて切開線に1mmの深さを目安にメス先を挿入し切開線を引く。

成功のためのキーポイント

1. 切開線の位置は三角切開法と同じく、術後の確実な一次閉鎖創を得られることを前提にデザインする
2. 口蓋に大きくアクセスできるが、大口蓋孔の位置に留意して、解剖学的なリスクを回避する必要がある
3. 採取した結合組織移植片はトリミングする必要がある

2章 結合組織採取

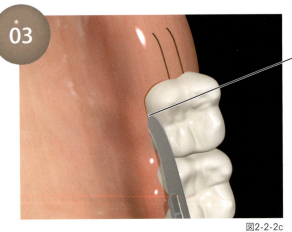

03 頬側・口蓋側ともに平行な切開線から最後臼歯の歯肉溝内切開へと連続させる。

図2-2-2c

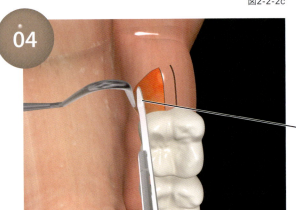

04 上皮側1mmの厚みを維持して部分層弁を形成するように口蓋側へメスを進めていく。この際左手にはプローブを持ち、メスのスムーズな動きをサポートする。

図2-2-2d

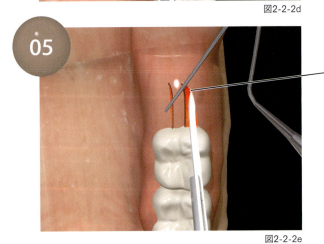

05 続いて頬側も同様に行う。採取する予定の大きさまで進めたら、骨にしっかり当てて骨膜を切開する。

図2-2-2e

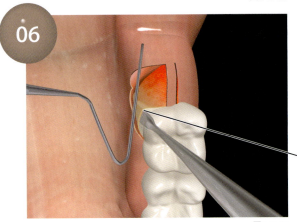

06 解剖学的構造に留意し、慎重に行う。より大きな移植片が必要な場合は第一大臼歯まで採取部位を伸ばす場合もある。

図2-2-2f

2章2 上顎結節よりの結合組織採取

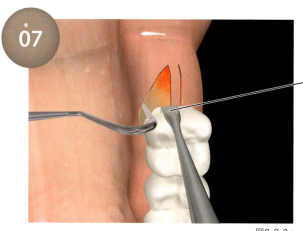

07 頬側と口蓋側の部分層弁を平行切開遠心でつなげ、上皮側と移植片を確実に切り離したら、結合組織移植片を剥離子やスケーラーを用いて、移植片を骨から剥がし、採取していく。

図2-2-2g

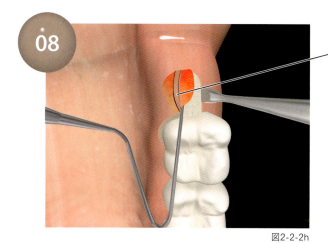

08 ウェッジ状の移植片を一塊で採取するように慎重に行う。

図2-2-2h

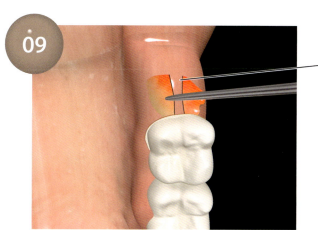

09 最終的に移植片が切離できたらティッシュフォーセップスで把持して、採取する。

図2-2-2i

2章 結合組織採取

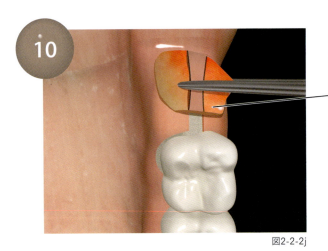

10

採取できる量は、上顎結節の大きさ、粘膜の厚みに依存するため、術前に十分な診査を行う。口蓋からの結合組織移植片に比べ、線維成分に富む移植片である。ただし、血管成分が乏しいため、受容側では血液供給を十分に考慮する必要がある。

図2-2-2j

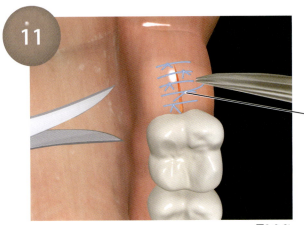

11

6-0の縫合糸を用いて、単純縫合で一次閉鎖が獲得できるように行う。

図2-2-2k

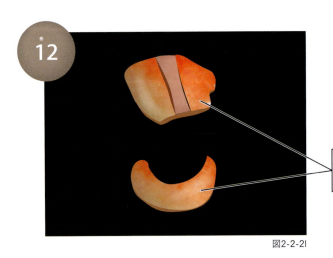

12

平行切開と三角切開で採取した移植片。

図2-2-2l

ウェッジオペレーション（三角切開法）

図2-2-3a 上顎結節からの結合組織採取の場合、結節の大きさ、粘膜の厚みは術前に十分把握しておく必要がある。そして、患者の開口量・頬の伸展の程度も、採取におけるアクセスに大きな影響を及ぼす。

図2-2-3b 歯周外科手術におけるディスタルウェッジ法に準じ、採取したい移植片の大きさに応じて二等辺の頂点を遠心にして、三角の切開線を設定する。採取後創を一次閉鎖できるよう考慮して、切開線から骨に向けて大きく斜切開を入れていき、必要量の結合組織を採取する。

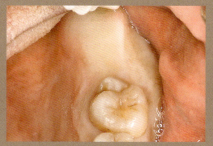
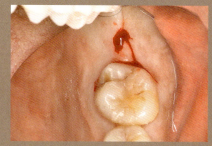

図2-2-3c 結合組織はコラーゲンに富んだ硬い質のものが採取できる。採取後上皮を除去し、多くの場合厚みをコントロールするためにトリミングを行う。

図2-2-3d 創を緊密に縫合する。この部位は術後の痛みや不快感も少なく、術後出血のリスクも少ない点では、口蓋粘膜より有利である。

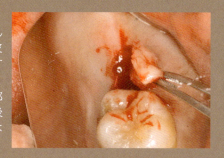
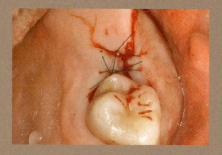

図2-2-3e 根面被覆術のために採取された結合組織移植片。確実に上皮を取り除き、厚みもコントロールしている。上顎結節からの結合組織移植片は、血液供給の観点からカバーフラップですべて覆うことが重要である。

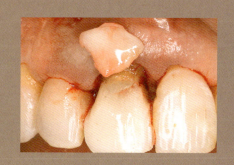

平行切開法（四角切開法）

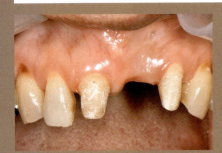

図2-2-4a 術前の正面観。欠損部顎堤の垂直的な吸収はほとんど認めず、左右側切歯にわずかであるが歯肉退縮を認める。

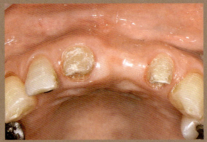

図2-2-4b 術前の咬合面観。欠損部顎堤の水平的な吸収を認める。

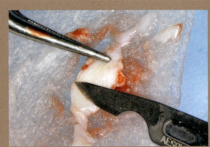

図2-2-4c 右上口蓋、欠損していた第二大臼歯および上顎結節部より上皮付き結合組織を採取し、上皮を慎重に取り除く。

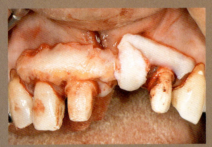

図2-2-4d エンベロップフラップを形成後、結合組織移植片を試適し、移植片の過不足を確認する。

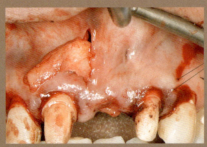

図2-2-4e 上唇小帯の切開部よりエンベロップフラップ内に移植片を引き込む。

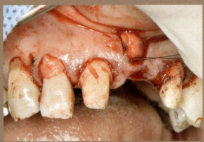

図2-2-4f 欠損部顎堤部のエンベロップフラップ内に移植片を引き込む。

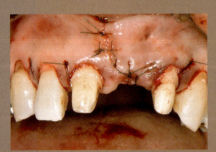

図2-2-4g 縫合時正面観。

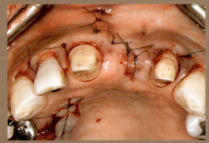

図2-2-4h 縫合時咬合面観。

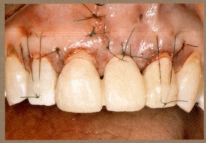

図2-2-4i 縫合完了時唇面観。左右側切歯に根面被覆を行うため、フラップを歯冠側に引き上げるよう縫合糸をレジンで固定した。

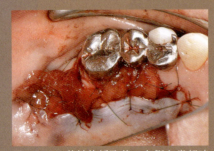

図2-2-4j 移植片採取後の右側臼歯部咬合面観。コラーゲンスポンジを縫合糸で固定している。

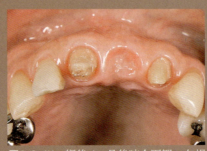

図2-2-4K 術後4ヵ月後咬合面観。欠損部顎堤の水平的な吸収の改善を認める。

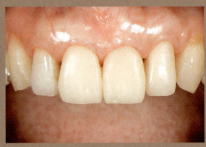

図2-2-4l 術後4ヵ月後、プロビジョナルレストレーション調整中の正面観。左右側切歯の根面被覆が達成されている。

3章 ペリオドンタルプラスティックサージェリーの臨床テクニック

Clinical Techniques for Periodontal Plastic Surgery

3章1　遊離歯肉移植術
- 3章1-1　遊離歯肉移植術……………………………… 70

3章2　歯冠長延長術
- 3章2-1　歯肉切除術………………………………………… 78
- 3章2-2　歯肉弁根尖側移動術（Apically Positioned Flap）……………………………………… 82

3章3　歯肉増生術
- 3章3-1　歯肉増生術………………………………………… 90

3章4　根面被覆術
- 3章4-1　単独歯クローズドテクニック………………… 96
- 3章4-2　単独歯オープンテクニック - 台形弁テクニック……………………………………… 101
- 3章4-3　複数歯クローズドテクニック - トンネリングテクニック……………………………………… 107
- 3章4-4　複数歯クローズドテクニック（VISTAテクニック）……………………… 112
- 3章4-5　複数歯オープンテクニック（MCAFテクニック）……………………… 117

3章5　歯槽堤増大術
- 3章5-1　歯槽堤増大術 - 水平的：オープンテクニックとクローズドテクニック……………… 126
- 3章5-2　歯槽堤増大術 - 水平・垂直的…………… 137

3章6　乳頭再建術
- 3章6-1　乳頭再建術……………………………………… 142

3章 1 遊離歯肉移植術
Free Gingival Graft

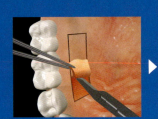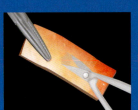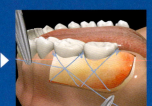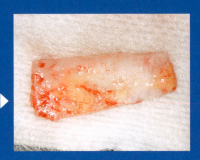

1. 遊離歯肉移植術

　遊離歯肉移植は、付着歯肉がきわめて少なく、歯肉弁根尖側移動術ではその改善が見込めない状況において、上皮付きの結合組織片を移植することで、付着歯肉の増大を図る術式である。この術式は1960年代から用いられているが、移植片の採取が比較的容易であり、成功率が高いため歯周治療やインプラント治療において現在でも使用頻度の高い術式である。

　術式は頬側の付着歯肉が不足している部分（受容側）を部分層弁にて剥離し、露出した骨膜上に口蓋（供給側）より採取した上皮付きの結合組織を移植する。術野が2ヵ所になることや、移植片を歯周パックで覆い、固定する必要があるため、患者の不快感が強いという欠点がある。

成功のためのキーポイント

1. 受容床に残存した可動性の軟組織を可及的に取り除き、頬粘膜の動きに影響されないように移植片を設置、固定する
2. 採取した移植片は約20％収縮することを考慮して供給側の切開範囲を決定する
3. 移植片は腺組織や脂肪組織を徹底的に排除し、移植片と周囲組織の不調和（グラフトアイランド）を防ぐために、移植片は剥離エリアよりもやや小さいものとする

遊離歯肉移植術

01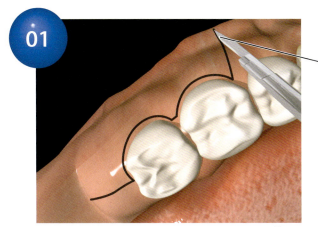

縦切開は歯肉歯槽粘膜境（mucogingival junction：MGJ）を越えた位置から始め、歯肉溝につなげる。

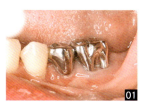

角化歯肉の不足と口腔前庭の狭小が認められる。とくに⑶⑷は小帯の高位付着があるため、ブラッシング時に痛みがある。

図3-1a

02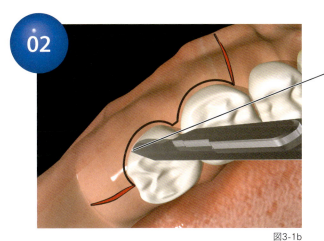

歯肉辺縁切開を加える、歯間乳頭部はスキャロップ切開をする必要はない。

図3-1b

03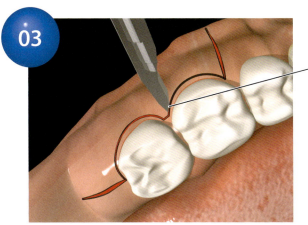

骨頂部を目指してメスを入れ、辺縁遊離歯肉部を切離する。近遠心部は歯肉溝内に移行的につなげる。

図3-1c

3章 ペリオドンタルプラスティックサージェリーの臨床テクニック

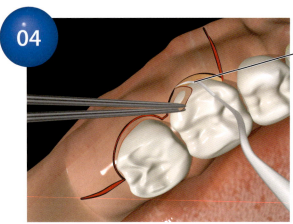

04 キュレット等を用いて辺縁遊離歯肉を切除する。

図3-1d

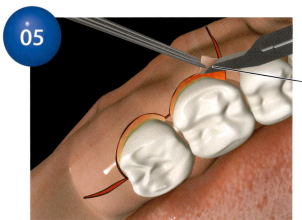

05 縦切開と歯肉辺縁切開の交点から部分層弁剥離を行う。
付着歯肉がある場合は骨との付着が強く、部分層弁を形成するのが難しいため、穿孔しやすい。これを防止するために縦切開の歯槽粘膜部から切り上げるように切開を加えてもよい。

図3-1e

Evidence

遊離歯肉移植術後の治癒

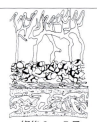
術後3〜7日

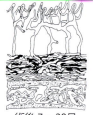
術後7〜28日

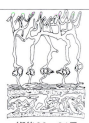
術後28〜84日

遊離歯肉移植術後の治癒は血流の回復に依存している。この血流は主に受容側の骨膜に由来しており、移植片内の血管密度は7日目まで増加し、14日までに次第に正常に戻ることが動物実験で示されている[1,2,3]。また、移植片と受容床との線維性結合は7〜11日の間に生じる[1]とされていることをあわせて考えると、術後の抜糸は臨床的には2週目以降に行うことが推奨される。（図は参考文献2より引用）

1. Oliver RC, Löe H, Karring T. Microscopic evaluation of the healing and revascularization of free gingival grafts. J Periodontal Res 1968;3(2):84-95.
2. Nobuto T, Imai H, Yamaoka A. Microvascularization of the free gingival autograft. J Periodontol 1988;59(10):639-646.
3. Nobuto T, Imai H, Yamaoka A. Ultrastructural changes of subepithelial capillaries following graft epithelialization. J Periodontol 1988;59(9):570-576.

3章1 遊離歯肉移植術

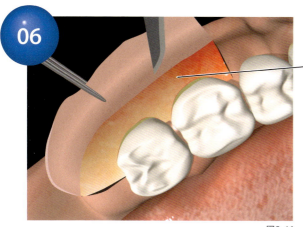

06 骨膜上の可動性の軟組織は歯肉ばさみやティッシュフォーセップスなどで可及的に除去する。剥離の範囲はMGJを越える。

図3-1f

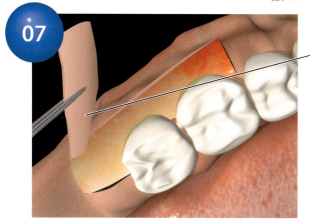

07 フラップは不要であるため切除、あるいは骨膜の最根尖側に移動して縫合する。

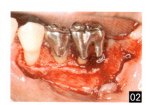

02 骨切除予定であったため全層部分層弁で剥離し、受容床を作成した。歯間部は生物学的幅径を考慮して骨切除を行った。

図3-1g

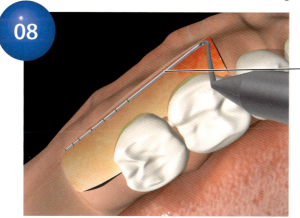

08 必要な移植片の大きさを、プローブにより計測する。移植片は、剥離の範囲を完全に覆える必要はないが、少なくとも歯冠幅の総和を超える大きさが望ましい。

図3-1h

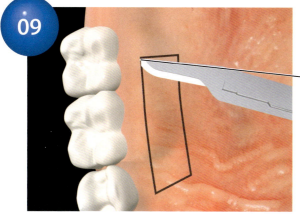

09 移植片は歯から2mm離し、第二大臼歯の近遠心的中央付近から口蓋皺襞までの範囲で採取するのが望ましい。
1〜1.5mmの深さでライニングを行う。

図3-1i

3章 ペリオドンタルプラスティックサージェリーの臨床テクニック

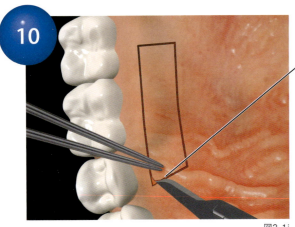

⑩ 移植片の角を押さえることで浮き上がった部分からメスを入れ、遠心方向へ刃先を向ける。

図3-1j

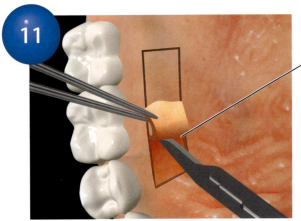

⑪ 移植片を遠心方向に翻転しながら、厚みが一定になるようにメスを入れ、少しずつ切り離していく。

図3-1k

重要ポイント

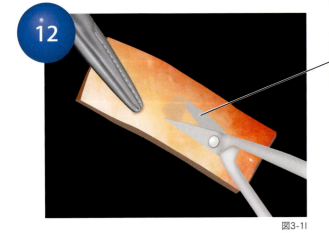

⑫ メスや歯肉バサミにて脂肪や腺組織をトリミングするとともに移植片の厚みを一定にする。

図3-1l

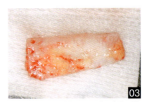

採取した移植片。脂肪組織はわずかであるが、厚みが一定になるようにトリミングが必要である。

3章1 遊離歯肉移植術

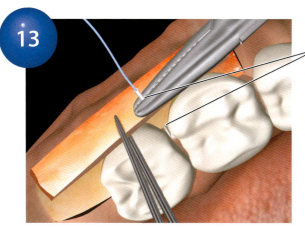

移植片を位置づけ、歯間部の骨膜に縫合し固定する。

図3-1m

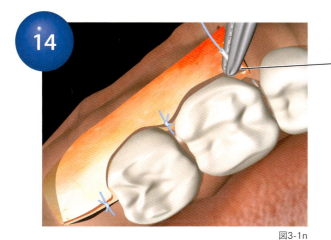

歯間部で移植片を縫合し、近遠心的にズレがないように固定する。

図3-1n

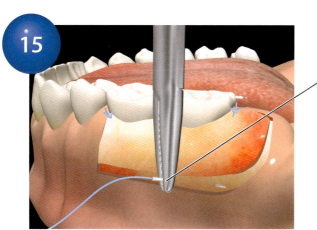

移植片よりも2～3mm根尖側の骨膜を歯冠幅程度ひろう。1回の運針で幅がとれなければ2回骨膜をひろって幅を確保する。

図3-1o

3章 ペリオドンタルプラスティックサージェリーの臨床テクニック

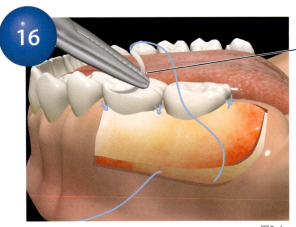

⑯ 移植片上で縫合糸が交差するように舌側に縫合糸をまわす。

図3-1p

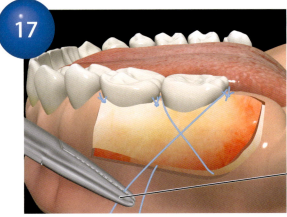

⑰ **重要ポイント**

移植片上で結紮する。このとき移植片を動かすような力がかかってないかを確認する。

図3-1q

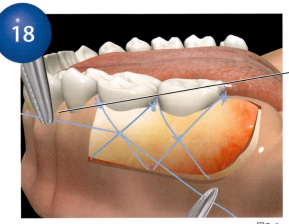

⑱ 他の歯の部分でも同様に縫合し、移植片を固定する。頬粘膜を動かしても移植片が動かないことを確認してから、歯周パックを行う。

図3-1r

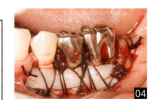

移植片を受容床に設置、縫合した状態。移植片の上端は骨頂部に位置づけている。フラップの最遠心部は後戻り防止のため、骨膜縫合している。

3章1 遊離歯肉移植術

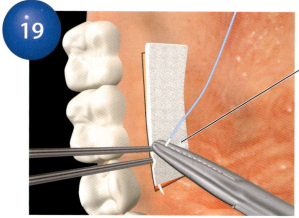

19 採取部よりもやや大きいコラーゲンシートを縫合にて固定する。その際、脱落防止のため4つの角を縫合する。

図3-1s

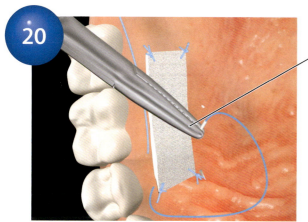

20 交叉マットレス縫合にてコラーゲンシートを創面に圧接する。

図3-1t

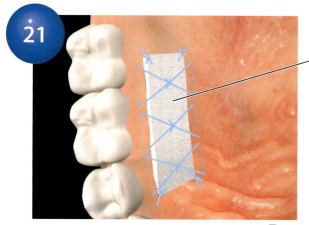

21 浮き上がりがないように数ヵ所のクロスマットレス縫合を行う。抜糸は7〜10日後に行う。

図3-1u

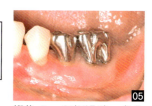

05 術後1ヵ月経過時。角化歯肉が増大し、口腔前庭が深くなっている。また、頰小帯は下方に移動し、清掃性が改善している。

77

3章 2 歯冠長延長術
Crown Lengthening

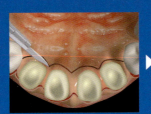 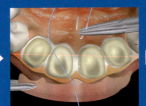 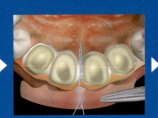 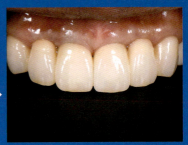

　外科的に歯冠長を延長する際に考慮すべき点は、術後に残存することが予測される角化歯肉の幅と、術後の歯肉縁から歯槽骨頂までの距離(生物学的幅径)である(表1)。これらの関係によって、歯肉に対する処置と骨切除の有無を決定する。そのなかで、本稿では硬軟組織を減少させる方法として「歯肉切除術＋骨切除」と「歯肉弁根尖側移動術(apically positioned flap：APF)＋骨切除」に分けて解説する。

1. 歯肉切除術

　術後に2mm以上の角化歯肉が確保できる見込みのある場合、過剰な歯肉を切除することで歯冠長延長が達成される。とくに、骨切除を必要としない場合は、フラップを翻転する必要がなく、メスまたは電気メスなどにより歯肉を削除することで歯冠長を延長することができる(歯肉切除術)。一方、骨切除が必要な場合や歯槽骨頂の位置が明確でない場合は全層弁を形成して歯肉切除を行う必要がある。この歯肉切除は全層弁剥離を行うため、後述するAPFに比べて難易度は低い。しかしAPFでは、フラップを骨頂部に位置づけるため、歯肉縁の治癒形態が骨の形状に依存するのに対して、フラップの移動をともなわない歯肉切除では、骨の形状だけでなく切開後の創縁も治癒後の歯肉縁の形態に影響を及ぼす。したがって、サージカルステントを用いて過不足のない切除量が得られる切開を行うことが重要である。

成功のためのキーポイント
1. 診断用ワックスアップを行い、サージカルステントを用いた正確な切開を行う
2. 歯根に付着した歯根膜繊維は確実に切離する
3. 全層弁を形成する場合は、元の位置に縫合する

表1 歯冠長延長術の術式を決定する際に考慮すべき臨床的要素（参考文献1より引用・改変）

	術後に残存する角化歯肉幅	術後に残存する生物学的幅径	術式
条件1	≧2mm	≧3mm	歯肉切除
条件2		<3mm	歯肉切除＋骨切除
条件3	<2mm	≧3mm	アピカリーポジションドフラップ
条件4		<3mm	アピカリーポジションドフラップ＋骨切除

歯肉切除術

01

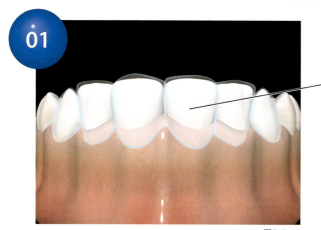

歯冠長が短く、審美的に問題がある場合に用いられる。術前に診断用ワックスアップを行い、目標とする長さを決める。

図3-2-1a

02

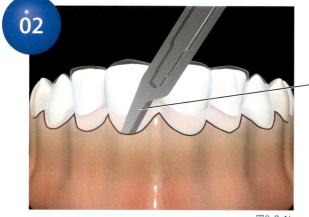

ワックスアップより作製したサージカルステントを参考に歯肉を切開する。歯肉が薄い場合は骨面に垂直に、厚過ぎる場合は内斜切開を行い歯肉の厚みを調整する。必要に応じて、MGJを越えない縦切開を加える。

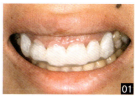

01 サージカルステントを口腔内に試適した状態。術後に予測される歯肉の露出度を患者とともに確認する。

図3-2-1b

Evidence

骨縁上歯肉組織（supracrestal gingival tissue）

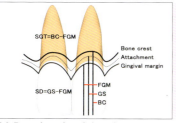

辺縁歯肉から歯槽骨頂までの軟組織の集合体を示す言葉であり[1]、その歯冠-根尖方向の長さは歯肉にバイオタイプにも影響を受けるとされており[2]。二次元的であった従来の生物学的幅径を補完し、この部位の軟組織を三次元的に捉える概念である。（図は参考文献2より引用・改変）

1. Smukler H, Chaibi M. Periodontal and dental considerations in clinical crown extension: a rational basis for treatment. Int J Periodontics Restorative Dent 1997;17(5):464-477.
2. Arora R, Narula SC, Sharma RK, Tewari S. Supracrestal gingival tissue: assessing relation with periodontal biotypes in a healthy periodontium. Int J Periodontics Restorative Dent 2013;33(6):763-771.

3章 ペリオドンタルプラスティックサージェリーの臨床テクニック

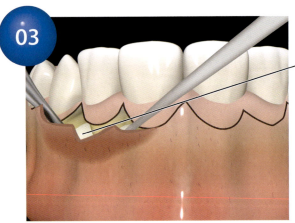

03 骨頂部を全層弁で剥離し、骨面を露出させる。このとき、MGJ付近まで剥離する必要はない。

図3-2-1c

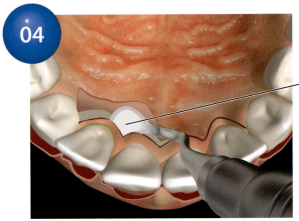

04 必要に応じてカークランドメスなどを用いて口蓋側の歯肉を全層弁で剥離する。唇側の審美性の改善が目的ならば、口蓋側のフラップを剥離しない場合もある。

図3-2-1d

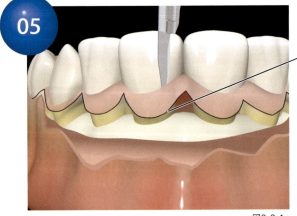

05 歯の周囲に歯肉溝内切開を加える。歯頚部の歯肉を一度に除去するためには確実に骨面に到達するように切開する。

図3-2-1e

Evidence

| クラウンレングスニング後の治癒期間 | 図3-2-1c 参照 | クラウンレングスニング後の治癒を長期的に評価した報告は少ないが、6ヵ月後までは歯肉溝の深さは大きく変化しうる。さらに、6ヵ月経過後も辺縁歯肉は完全には安定していないという報告が複数あり[1,2]、補綴処置を行う際の最終マージンを設定する時期に注意を払う必要がある。 |

1. Arora R, Narula SC, Sharma RK, Tewari S. Evaluation of supracrestal gingival tissue after surgical crown lengthening: a 6-month clinical study. J Periodontol 2013;84(7):934-940.
2. Deas DE, Moritz AJ, McDonnell HT, Powell CA, Mealey BL. Osseous surgery for crown lengthening: a 6-month clinical study. J Periodontol 2004;75(9):1288-1294.

3章2 歯冠長延長術

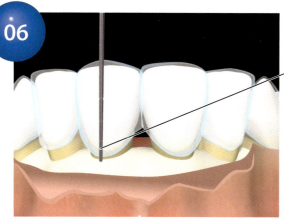

06 キュレット等を用いて歯頸部の歯内を一塊で取り除いた後、サージカルステントの歯頸ラインから3 mm根尖側に骨頂が位置するように、骨切除する範囲を決定する。

図3-2-1f

重要ポイント

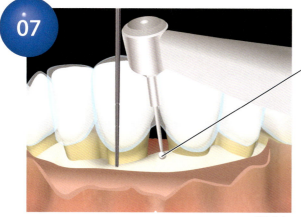

07 サージカルステントを参考に骨切除を行う。スキャロップ状に切除した骨形態が最終歯肉縁と相似形となるため、慎重に、また確実に骨切除・整形を行う。

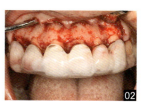

02 サージカルステントの歯頸ラインに沿って歯肉を切除し、全層弁にてフラップを翻転する。さらにステントを参考に骨の削除量を慎重に検討する。

図3-2-1g

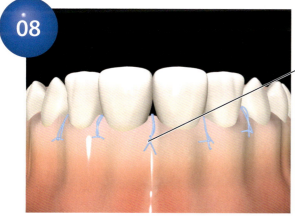

08 歯間乳頭部に単純縫合を行う。

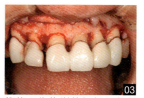

03 術後の生物学的幅径を考慮し、サージカルステントの歯頸ラインから3 mmの根面が露出するように骨削除を行うとともに、歯根面に付着している軟組織を除去する。

図3-2-1h

Evidence

バイオタイプと骨外科処置後の治癒

図3-2-1g 参照

歯冠長延長術を行った患者においては、術後にリバウンドが生じることが報告されている。骨整形をともなうAPFの術後12ヵ月の評価では、唇側・舌側と比較して歯間乳頭部でのリバウンドが大きく、特にthickバイオタイプでは顕著であったと報告されている[1]。術後6ヵ月で評価した別の報告でも、リバウンドはthickバイオタイプで顕著であり、臼歯でその傾向が強かったとしている[2]。

つまり、歯冠長延長術の術前診断にはバイオタイプの診断が欠かせず、バイオタイプに基づいて骨削除量の判断がなされるべきである。すなわち、過剰にthickなバイオタイプの場合、ときには骨整形やフラップのトリミングを行い、バイオタイプの改変も必要とされる場合がある。

1. Pontoriero R, Carnevale G. Surgical crown lengthening: a 12-month clinical wound healing study. J Periodontol 2001;72(7):841-848.
2. Arora R, Narula SC, Sharma RK, Tewari S. Evaluation of supracrestal gingival tissue after surgical crown lengthening: a 6-month clinical study. J Periodontol 2013;84(7):934-940.

2. 歯肉弁根尖側移動術（Apically Positioned Flap）

歯肉切除術後に2mm以上の角化歯肉を残存させることができない場合、角化粘膜を確保するためにMGJを超える部分層弁を形成し、根尖側への移動を可能とする。付着歯肉部には明確な骨膜がなく、粘膜固有層が歯槽骨に直接結合している。そのため、歯肉が薄いところや骨の豊隆が変化するところを切離する際は、穿孔に注意する。穿孔を防ぐにはMGJ付近の歯槽粘膜部から切開を始め、歯冠方向へ切り上げる方法も有効である。縫合は、骨膜縫合を行うことで、術者の意図したところにフラップを移動することができる。通常フラップの断端は骨頂に位置づけるが、骨切除のために全層‐部分層弁を形成する場合は、根尖寄りにある骨膜を使ってマットレス縫合を行う。

歯肉弁根尖側移動術（Apically Positioned Flap）

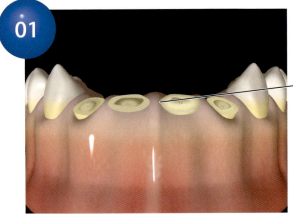

術前の状態。本術式は審美性の改善だけでなく、フェルールの確保などの補綴前処置として行われることも多い。

図3-2-2a

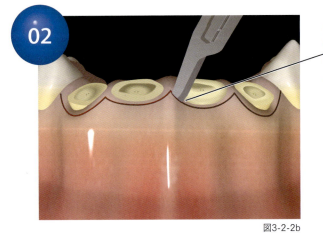

歯肉辺縁切開のために、歯肉頂から少し離れた所にライニングを行う。

図3-2-2b

成功のためのキーポイント

1. フラップを穿孔しないように、切開する歯肉の厚みに注意する
2. 骨切除する場合は生理的な骨形態となるように配慮する
3. 縫合では薄い骨膜を破らないように、可及的に細い縫合糸を使用することが望ましい

3章2 歯冠長延長術

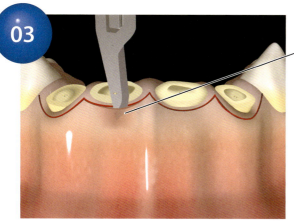

03 歯槽骨頂に到達するようにディープニングを行う。

図3-2-2c

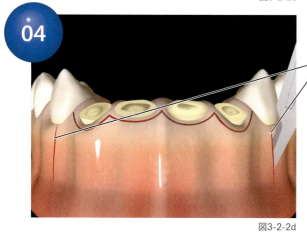

04 MGJを越える縦切開を加える。全層−部分層弁とするため、骨頂付近は骨に至る切開を入れる。

図3-2-2d

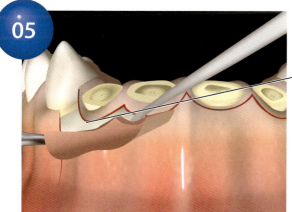

05 骨頂部は全層弁で剥離し、骨面を露出させる。このとき、根尖方向に大きく剥離し過ぎると、骨膜縫合が難しくなるので慎重に剥離する。

図3-2-2e

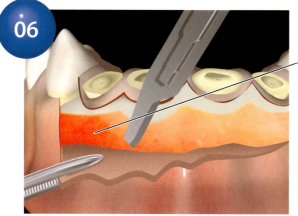

06 骨外科を行う部分が露出したら、全層弁から部分層弁に変更してMGJを越えるところまで切開を加える。

図3-2-2f

3章 ペリオドンタルプラスティックサージェリーの臨床テクニック

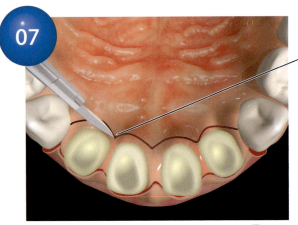

07 口蓋側はフラップ辺縁の厚みが薄くなるように歯槽頂予測切開を行う。

図3-2-2g

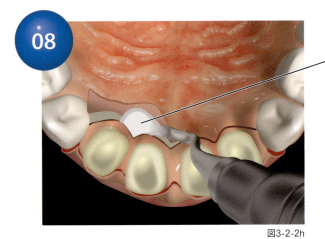

08 カークランドメスなどを用いて口蓋側の歯肉を全層弁で剥離する。

図3-2-2h

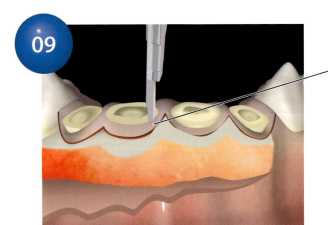

09 歯の周囲に歯肉溝内切開を加える。歯頸部の歯肉を一塊で除去するためには確実に骨面に到達するように切開する。

図3-2-2i

3章2 歯冠長延長術

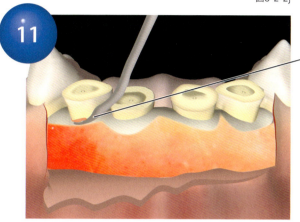

図3-2-2j

キュレットを用いて歯頸部周囲の軟組織を除去する。確実に切開されていれば一塊で除去することができる。

重要ポイント

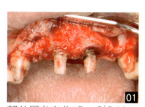

01

部分層弁を作成。3|3 はフラップの移動量が少なくてよいため、縦切開は行っていない。

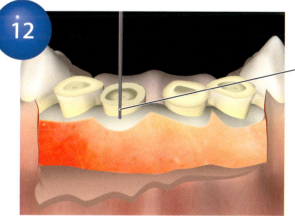

図3-2-2k

キュレットで歯根表面に残った軟組織を掻爬し、ルートプレーニングを行う。

あらかじめ計画した骨の削除量を確認するために、骨上に露出している健全歯質の高さを計測し、最終的な骨の削除量を決定する。

図3-2-2l

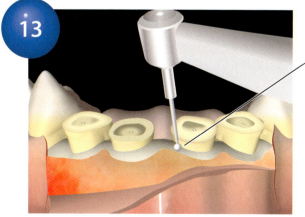

図3-2-2m

生物学的幅径と補綴装置の維持力を考慮し、健全歯質が骨上に4〜4.5mm露出するように骨切除を行う。

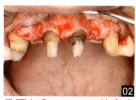

02

骨頂から4mmの健全歯質を確保できるように、骨切除を行う。

3章 ペリオドンタルプラスティックサージェリーの臨床テクニック

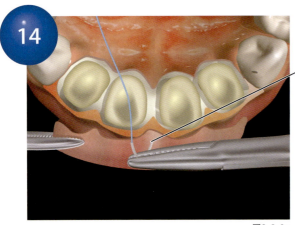

14　骨の削除が確実に終了した後、縫合処置に移行する。歯間乳頭からやや離れた位置から刺入する。

図3-2-2n

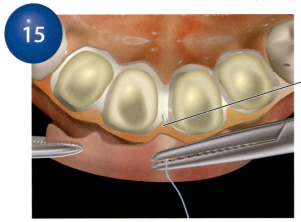

15　フラップの断端を骨頂に位置づけられるところに骨膜縫合を行う。その位置に骨膜がなければ、より根尖側の骨膜に刺入し、結紮の際にフラップの位置を調節する。

図3-2-2o

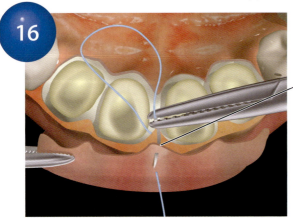

16　フラップの内面から再度刺入し、フラップを確実に骨膜上に固定する。骨膜は非常に薄い組織であるため、繊細な縫合操作が必要であり、無理に1回の運針でフラップと骨膜を縫合する必要はない。

図3-2-2p

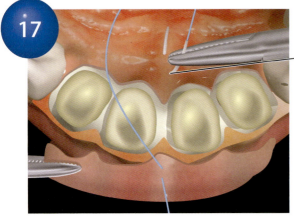

17　フラップを骨に密着させるために刺入は3〜4mmの間隔をあけ、広い範囲でフラップを押さえるようにする。

図3-2-2q

3章2 歯冠長延長術

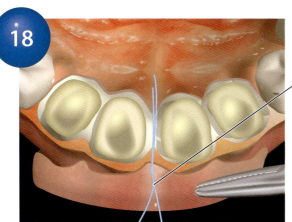

フラップが骨頂に位置するように結紮を行う。このとき、縫合糸の両端を根尖側に牽引しながら結紮すると、フラップを根尖側に位置づけやすい。

図3-2-2r

重要ポイント

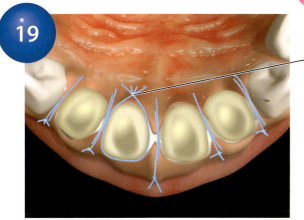

口蓋側には必要に応じて交叉マットレス縫合を行い、フラップの密着を図る。

図3-2-2s

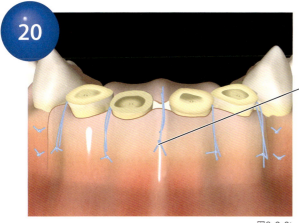

縫合終了時、フラップが骨頂に位置づけられるとともに、歯肉のラインが左右対称であることを確認する。
テンポラリーレストレーションを装着後、歯周パックを行う。

図3-2-2t

参考文献

1. Otto Zuhr, Marc Hürzeler(著)．申 基喆(監訳)．拡大写真で見る ペリオとインプラントのための審美形成外科．東京：クインテッセンス出版，2014．

3章 ペリオドンタルプラスティックサージェリーの臨床テクニック

歯肉切除術

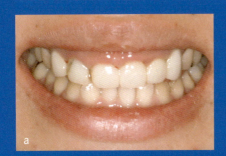
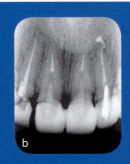

図3-2-3a 患者はハイリップラインでガミースマイルが顕著である。また、臨床歯冠長も短く上顎前歯部の歯冠幅径と長径のバランスが取れていない。天然歯受動的萌出不全の状態であったと予測できる。

図3-2-3b 初診時のデンタルX線写真。修復物の不適合、ならびに二次う蝕が見られる。

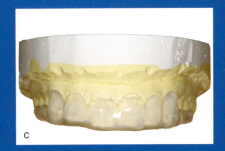
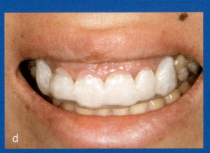

図3-2-3c 口唇の情報がない模型では歯肉縁の妥当性が評価できない。そこで本症例では、口腔内で歯肉縁の位置調整ができるように、レジンを築盛した診断用ステントを製作した。

図3-2-3d ステントを口腔内に試適した状態。術後に予測される歯肉の露出度を患者とともに確認した。

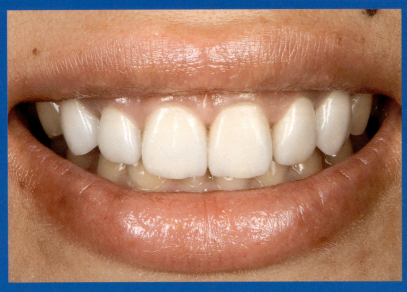
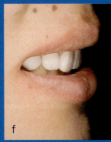
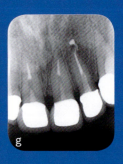

図3-2-3e〜g 外科処置から1年4ヵ月、最終補綴装置装着時の正面および側貌。歯冠長が自然になり、歯肉の露出量が減少したことで患者の満足が得られた。

歯肉弁根尖側移動術（Apically Positioned Flap）

図3-2-4a　上顎前歯部の補綴装置はフィニッシュラインが深く、マージンも不適合であるため、慢性的な歯肉の腫脹が認められる。また、歯肉縁の不揃いやメタルタトゥーなどの審美的な問題も多い。

図3-2-4b　フィニッシュラインが歯肉縁からかなり深いところに設定されており、生物学的幅径を侵害している。また、2|2部の歯肉は陥凹や、上唇小帯の高位付着が認められる。

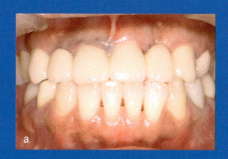 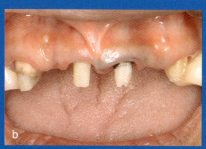

図3-2-4c　フラップを根尖側に位置づけ縫合を行った。2|2欠損部には結合組織移植を行い、水平的な歯肉増生を行った。

図3-2-4d　術後にプロビジョナルクラウンを装着した状態。3mm程度の根尖側移動を行っている。

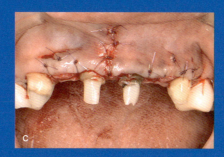 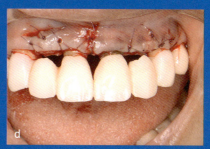

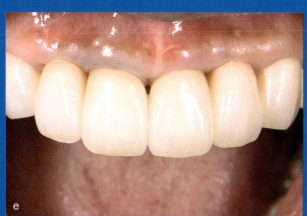 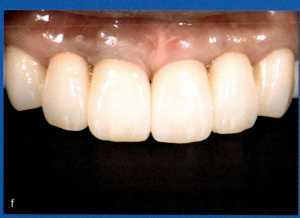

図3-2-4e　術後のクリーピングが落ち着くまで約6ヵ月の経過観察を行い、最終補綴装置を装着した。

図3-2-4f　最終補綴装置装着後1年経過時。

3章3 歯肉増生術
Gingival Augmentation

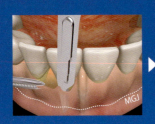 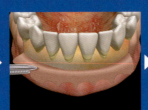 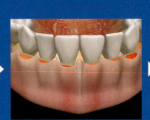 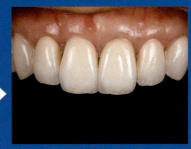

1. 歯肉増生術

歯肉増生術は、Zuhrらが「ペリオとインプラントのための審美形成外科」[1]のなかで紹介している術式である。歯肉の薄い症例において、歯内療法後の歯根の変色を遮蔽すること、補綴装置装着前に軟組織の安定と歯肉退縮予防などを目的として行う処置であるとしている。他にも矯正治療や歯周外科治療後の歯肉退縮の予防のために適用される。筆者らも、とくに薄いバイオタイプの歯肉に対して補綴修復処置の前処置として上皮下結合組織移植術（connective tissue graft：CTG）を用いて歯肉を厚くし、術後の歯肉退縮、および着色した歯根が影響するシャドウを予防する目的で行う。

用いる術式は、根面被覆術に近似しており、オープンテクニック、クローズドテクニックを用いてCTGを行う。さらに、カバーフラップの歯冠側移動を伴うものもあれば、移動させず元の位置に縫合固定する場合や、逆に根尖側移動させる場合もある。

成功のためのキーポイント

1. 血液供給を意識して、歯肉を増生したい位置へ確実に上皮下結合組織を設置する
2. 術後の歯頸ライン、補綴装置のマージン位置を予想して、カバーフラップを位置付けする
3. カバーフラップは歯根または歯冠に密着させ、増生部に血流が保持できるようにする

歯肉増生術

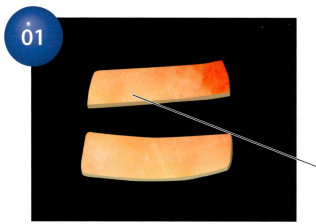

上顎または下顎犬歯間歯肉増生術には、口蓋両側から採取した2つの大きな上皮下結合組織移植片が必要になる。

図3-3-1a

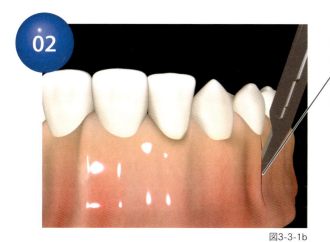

両側の第一小臼歯近心隅角部に縦切開を入れる(縦切開を入れないエンベロップフラップを用いる場合もある)。

図3-3-1b

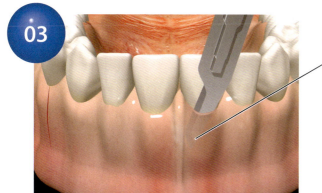

部分層弁を形成するために歯肉溝内切開を順次加えていく。歯間乳頭部はスキャロップ切開を用いる。

図3-3-1c

3章 ペリオドンタルプラスティックサージェリーの臨床テクニック

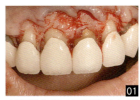

01 上顎前歯部の唇側歯肉に厚い歯肉を設置するためにまず部分層にてフラップを展開する。歯間乳頭部はアレンのスキャロップ切開を用いる。

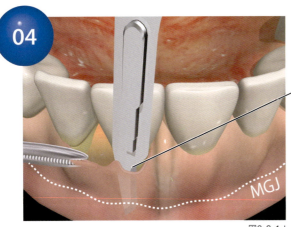

04 慎重にメスで部分層弁を形成する。パーフォレーションに注意しながら、歯肉歯槽粘膜境（mucogingival junction：MGJ）を越える深さまでメスを進める。

図3-3-1d

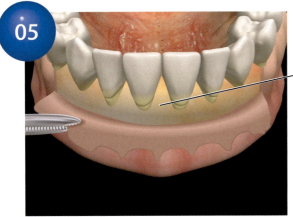

05 部分層弁が形成されたところ。剥離は必要最小限に留めるよう注意する。ただし、カバーフラップの歯冠側移動・根尖側移動を伴う場合は、MGJを越えて大きくフラップを展開する必要がある。

図3-3-1e

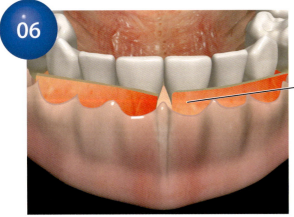

06 移植片を試適し、カバーフラップとの位置関係を確認する。歯肉増生術では基本的に根面被覆術のように歯肉縁の歯冠側移動が目的ではなく、歯肉のバイオタイプの改変（厚くする）が目的であるため、必要以上の減張はしない（移植片がテンションフリーで所定の位置に収まれば良い）。

図3-3-1f

3章3 歯肉増生術

重要ポイント

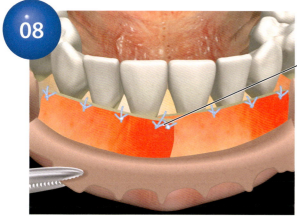

07

吸収性縫合糸を用いて、結合組織移植片を骨膜縫合で所定の位置に固定する。カバーフラップでちょうど移植片が覆いきれるくらいの位置関係に設置する。

図3-3-1g

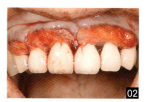

両側口蓋粘膜より可及的に大きな結合組織を採取し犬歯間に設置、吸収性縫合糸で固定を行う。

08

2つの結合組織移植片を骨膜にしっかりと固定する。

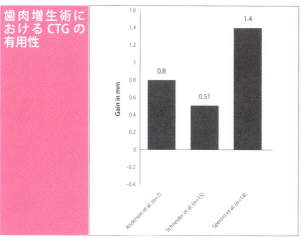

図3-3-1h

Evidence

歯肉増生術におけるCTGの有用性

　天然歯において、根面被覆を主目的としないシンプルな歯肉増生術を評価した報告は少ない。インプラントにおいては周囲の組織増生を評価したシステマティックレビューが発表されており、48ヵ月時点では、CTGを用いることで角化歯肉の幅と軟組織の厚みは増加させられると結論づけている[1]。ただし、ある程度の移植部位の軟組織の収縮があり、そのほとんどは最初の3ヵ月で生じるとされている[1]。天然歯においても同様の術後収縮が起こる可能性があるため、補綴処置の時期は慎重に判断しなければならない。（グラフは参考文献1より引用・改変）

1. Poskevicius L, Sidlauskas A, Galindo-Moreno P, Juodzbalys G. Dimensional soft tissue changes following soft tissue grafting in conjunction with implant placement or around present dental implants: a systematic review. Clin Oral Implants Res 2017;28(1):1-8.

3章 ペリオドンタルプラスティックサージェリーの臨床テクニック

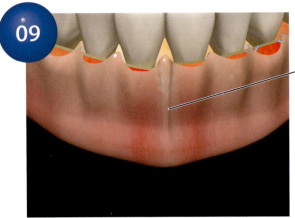

カバーフラップで移植片をしっかり覆うことができるか試適した後に、縫合を行う。必要により、カバーフラップの減張や調整を行う。

カバーフラップの固定位置
カバーフラップが移植片の1mm歯冠側に位置付けされることを基本にしている。

図3-3-1i

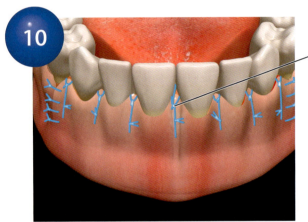

歯間部には垂直懸垂マットレス縫合を行い、縦切開部も単純縫合にて緊密に縫合する。

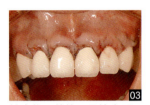

縫合後の状態。最終歯頸ライン、歯冠形態を考慮して、あえてカバーフラップは歯冠側移動せず、ほぼ元の位置に垂直懸垂マットレス、単純縫合を用いて創を閉鎖。

図3-3-1j

参考文献
1. Otto Zuhr, Marc Hürzeler(著). 申 基喆(監訳). 拡大写真で見る ペリオとインプラントのための審美形成外科. 東京：クインテッセンス出版, 2014.

Evidence

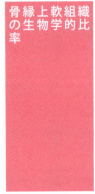

骨縁上軟組織の生物学的比率

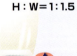
H:W=1.5:1   H:W=1:1.5

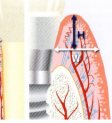

健康な歯周組織では、唇側・頬側中央における骨縁上軟組織の高さと幅の生物学的比率はほぼ一定で、約1.5:1とされている[1]。すなわち、根面被覆、乳頭再建等、軟組織の高さを確保し、維持するにはその基底部の幅を確保する術式を取る必要があることがわかる。また、インプラント周囲組織ではその値は逆であり[2]、インプラント周囲の軟組織の高さを維持するためには、天然歯よりもさらに厚い軟組織を確保する必要がある。（図は参考文献3より引用・改変）

1. Wennström JL. Mucogingival considerations in orthodontic treatment. Semin Orthod 1996;2(1):46-54.
2. Nozawa T, Enomoto H, Tsurumaki S, Ito K. Biologic height-width ratio of the buccal supra-implant mucosa. Eur J Esthet Dent 2006;1(3):208-214.
3. 一般社団法人日本インプラント臨床研究会(編). インプラントのための重要12キーワード・ベスト240論文 世界のインパクトファクターを決めるトムソン・ロイター社が選出. 東京：クインテッセンス出版, 2014:149.

3章3 歯肉増生術

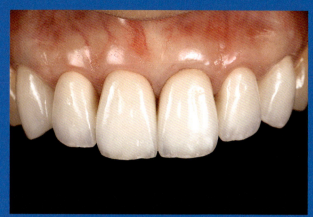

図3-3-2a 治療終了後1年1ヵ月。歯肉増生処置後3年6ヵ月。歯肉退縮は見られず、安定した状態を保っている。

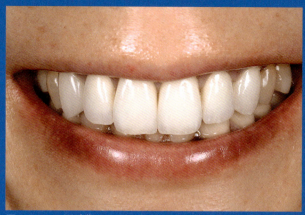

図3-3-2b 同時期の口唇と歯のバランス。患者は結果に非常に満足して、スマイル時の口元を意識していただくようになった。また十分ではないが、歯肉を増生し、クラウン唇側のボリュームもアップしたため、リップサポートも改善している。

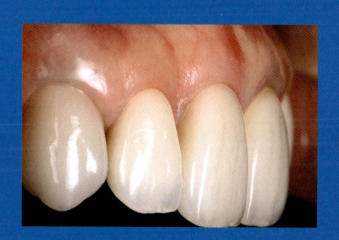

図3-3-2c 補綴装置の歯冠カントゥアと歯肉カントゥアの調和がとれていることが重要で、辺縁歯肉の炎症がなく、リセッションに対しても抵抗できる条件である。

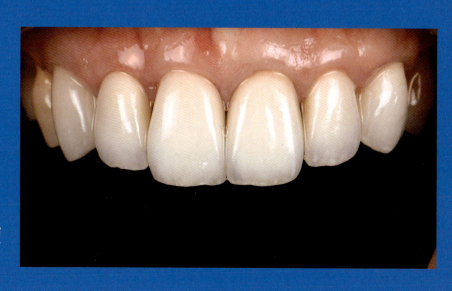

図3-3-2d 治療終了後3年7ヵ月、歯肉増生処置後6年。状態は維持されている。

3章4 根面被覆術
Root Coverage

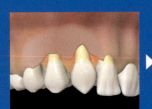 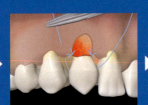 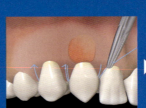 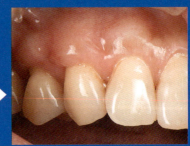

1. 単独歯クローズドテクニック

　Raetzke は、縦切開や乳頭切開を用いない術式として、1985年にエンベロップテクニック(envelope technique)を考案した。この術式は口蓋粘膜から採取した上皮下結合組織移植を歯肉溝から封筒状に形成したフラップ内に挿入するものである。この原法ではフラップの歯冠側移動を伴わないため、移植片は一部露出する。低侵襲で審美的かつシンプルな術式であるが、露出する移植片への血液供給の問題、挿入したフラップ内に過度の内圧がかかるなど、技術的な難易度が高いといえる。以後、発展的に多くの術式が提案されている。

　本稿では、原法にカバーフラップの歯冠側移動を加えて、移植片を確実にカバーすることで血液供給を確保する改良型エンベロップテクニックを紹介する。

成功のためのキーポイント

1. この術式の最大のポイントは、単独歯への根面被覆にもかかわらず、エンベロップフラップの歯冠側移動を獲得するために両隣在歯の歯肉溝内切開を併用し、複数歯のトンネリングテクニックのようなハンドリングをするところである
2. 退縮部根尖側にある歯肉縁は、歯冠側移動することにより新たな位置での歯肉縁になる非常に重要な組織であるため、その部分を傷つけないよう十分注意する
3. 乳頭組織の唇側(頬側)の部分も部分層にて骨から切離して、唇側歯肉縁の歯冠側移動と共に歯側にローテーションさせる
4. 懸垂縫合の針の刺入時にカバーフラップと移植片の位置関係(カバーフラップが移植片の1mm歯冠側に位置づけられる)をしっかり決める

単独歯クローズドテクニック

01
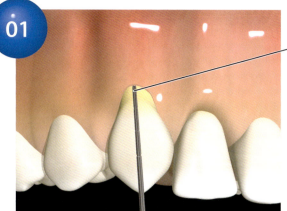
図3-4-1a

歯肉退縮量をプローブで確認する。

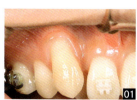
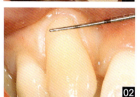
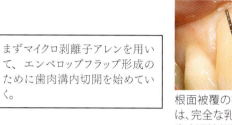

根面被覆の術前診断としては、完全な乳頭組織の有無、歯肉退縮部根尖側の歯肉の厚さ、角化歯肉幅が重要である。

02
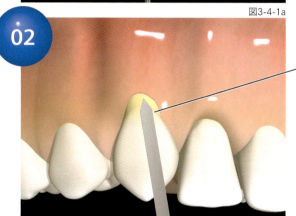
図3-4-1b

まずマイクロ剥離子アレンを用いて、エンベロップフラップ形成のために歯肉溝内切開を始めていく。

03
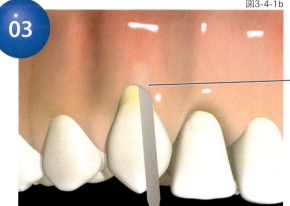
図3-4-1c

歯肉縁、歯間乳頭を傷つけないように歯肉溝内切開を慎重に進めていく。切開する部位は十分なフラップの可動性を得るため、患歯の両隣在歯の歯肉溝からも一部エンベロップを形成する。

04
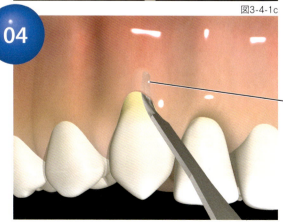
図3-4-1d

アレンナイフや剥離子で骨頂より2～3mmのところまでエンベロップを進めた後、より高い穿通力を持つCK2を用いてMGJを越えるところまで確実にエンベロップ形成を進めていく。初めにマイクロ剥離子アレンを用いていれば、メスによって不用意に歯肉辺縁を傷つけることを避けることができる。

3章 ペリオドンタルプラスティックサージェリーの臨床テクニック

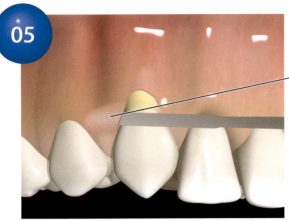

05 アレンナイフを用いて歯間乳頭部に部分層弁を形成していく。部分層弁の形成は、歯間乳頭の近遠心から半分ずつ行い、一気に貫通を試みないよう注意する。頬側のみの剥離でも十分な可動性を得ることができる。

図3-4-1e

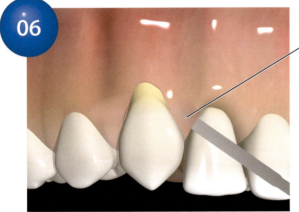

06 反対側の歯間乳頭も部分層弁で剥離していく。

図3-4-1f

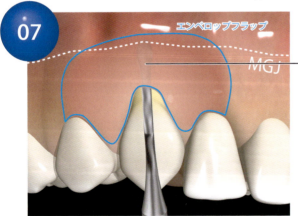

07 歯間乳頭を剥離した後、部分層弁を根尖側に向かって形成していく。根尖部はMGJを越える位置まで形成し、近遠心的には、両隣在歯に及ぶエンベロップフラップを形成する。

図3-4-1g

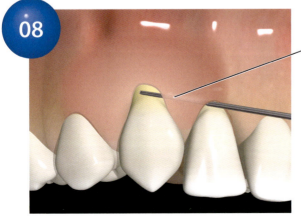

08 プローブなどを用いて歯間乳頭の可動性を確認する。減張が不足している場合は、さらに部分層の範囲を広げる。

図3-4-1h

3章 4 根面被覆術

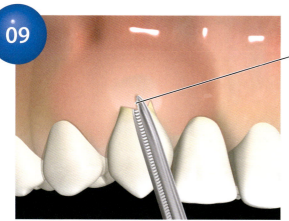

09 カバーフラップが CEJ より 1 mm 歯冠側に、テンションフリーで移動できることを確認する。

図3-4-1i

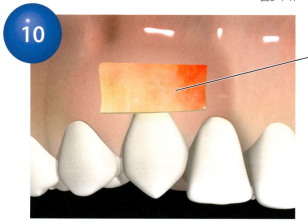

10 採取した移植片をフラップ上から試適し、移植片の大きさや設置場所を確認する。

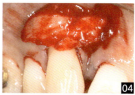

04 移植片の試適。この症例では、角化歯肉幅の獲得の目的で一部上皮付き結合組織移植片を採用している。

図3-4-1j

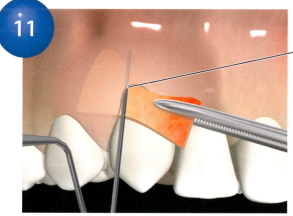

11 プローブでフラップを起こし、移植片をエンベロップ内へ慎重に挿入する。

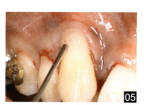

05 退縮幅が広い難症例の場合、付着の獲得を期待して EMD（Enamel Matrix Derivative）を根面に応用する。

図3-4-1k

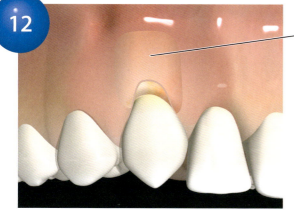

12 移植片の挿入を終えた状態。移植片の断端は CEJ 直下に位置づけられている。

図3-4-1l

3章 ペリオドンタルプラスティックサージェリーの臨床テクニック

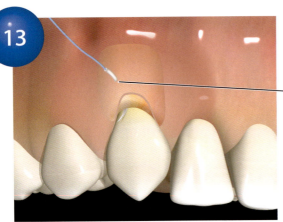

フラップを歯冠側移動させるために懸垂縫合を行う。頬側の角化歯肉内でフラップと移植片を貫き、歯肉溝より針を出す。この際、カバーフラップが移植片より1mm歯冠側に位置するようにコントロールする。

図3-4-1m

重要ポイント

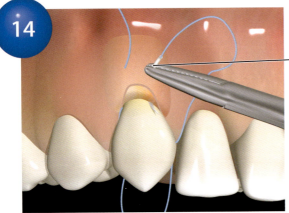

乳頭には刺入せず下部鼓形空隙を通し、口蓋側に針を送る。そして近心歯間部の下部鼓形空隙を通し、頬側に針を出す。頬側から再度刺入し、歯肉溝より針を出す。

図3-4-1n

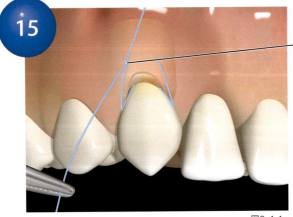

同様に乳頭には刺入せず口蓋側に針を送り、歯根をアンカーに頬側に針を戻し、最初の刺入点で結紮していく。

図3-4-1o

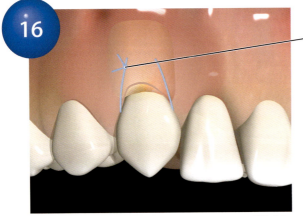

縫合終了。フラップは歯根にしっかり適合し、CEJより1mm歯冠側に位置している。

図3-4-1p

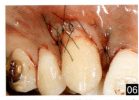

縫合終了時の状態。この症例では、移植片の上皮が付いた部分が一部露出して手術を終えている。通常は移植片を確実にカバーフラップ内に収める。

2. 単独歯オープンテクニック - 台形弁テクニック

オープンテクニックは、受容側のフラップに垂直減張切開を用いて大きく展開し、CAF(coronally advanced flap)を形成する術式である。明視野で受容床の骨膜にアプローチでき、これにより移植片を計画した位置に確実に設置、縫合、固定できる。また垂直減張切開（縦切開）によりフラップを歯冠側や予定する位置に大きく動かすことができる。反面、クローズドテクニックと比較して侵襲が大きく、フラップ自体への血流阻害により治癒の遅延や、瘢痕形成を生じるリスクがある。（3章5 表1参照）

ここで紹介する術式は、Zucchelliの台形フラップ（trapezoidal flap）による根面被覆術である。この方法は、非常にシステマティックであり、クローズドフラップが今後の潮流になると思われていた根面被覆術を再びオープンテクニックに引き戻した画期的な術式である。確実なハンドリングにより非常に高い成功率を得ることのできるテクニックであり、広い適応症をもつ。

単独歯オープンテクニック - 台形弁テクニック

01

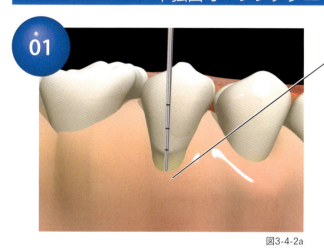

プローブで退縮部の高さを計測する。

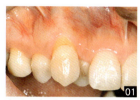

患歯は低位唇側転位で唇側骨の骨のサポートが失われているため歯肉退縮を生じたと考えられる。退縮部根尖側に1mmの角化歯肉が認められる。

図3-4-2a

Evidence

trapezoidal flap と triangular flap

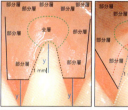

根面被覆の際に用いられるCAFの切開デザイン[1,2]。Zucchelliらは、切開の起始点を正確に規定したtrapezoidal flapとmodified triangular flapの有効性を評価した[3]。根面被覆率に統計学的有意差は認めなかったが、審美的にはtriangular flapが優れている可能性が示されている。一方で、triangular flapは技術的難易度が高く、その適応には注意を要する。（画像は参考文献4より引用・改変）

1. Allen EP, Miller PD Jr. Coronal positioning of existing gingiva: short term results in the treatment of shallow marginal tissue recession. J Periodontol 1989;60(6):316-319.
2. Zucchelli G, De Sanctis M. Treatment of multiple recession-type defects in patients with esthetic demands. J Periodontol 2000;71(9):1506-1514.
3. Zucchelli G, Stefanini M, Ganz S, Mazzotti C, Mounssif I, Marzadori M. Coronally Advanced Flap with Different Designs in the Treatment of Gingival Recession: A Comparative Controlled Randomized Clinical Trial. Int J Periodontics Restorative Dent. 2016;36(3):319-327.
4. 岩田健男, 山崎長郎, 和泉雄一(主席編集). 別冊 ザ・クインテッセンス PRD YEAR BOOK 2017. 東京：クインテッセンス出版, 2017;18.

成功のためのキーポイント

1. 術前診断で歯間部組織の状態（完全な乳頭か否か）、歯肉退縮の幅、深さ、退縮部歯肉の厚み、角化歯肉幅、根面の状態、CEJの保存状態などを十分診査する
2. 全層弁と部分層弁のコンビネーションフラップを形成し、減張したのち、結合組織移植片を所定の位置に設置する。移植片の垂直的な位置（CEJの直下）と大きさに注意（可及的に小さく）
3. 縫合はカバーフラップを緊密に歯冠に密着させ、また十分な歯冠側移動（CEJの1mm歯冠側）を達成させる
4. 手術終了時。台形フラップを歯冠側移動させてCEJより1mm歯冠側で歯にしっかり適合させる

3章 ペリオドンタルプラスティックサージェリーの臨床テクニック

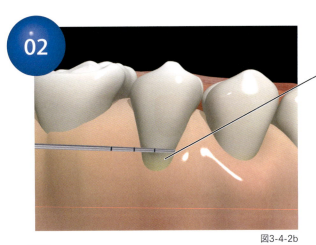

図3-4-2b

プローブで退縮部の幅を計測する。根面被覆の難易度は歯肉退縮している高さより幅に依存する。

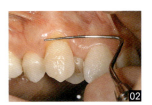

歯肉退縮は水平的には約6mmの幅であった。根面にエナメル質の脱灰が認められる。アブフラクションは認められない。術前ブラッシングの改善に約1ヵ月を要した。

重要ポイント

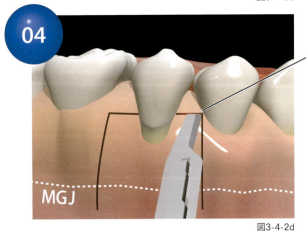

図3-4-2c

まず垂直的な退縮量＋1mmの距離を近遠心の乳頭頂から根尖方向に計測し、同部にそれぞれ約3mmの水平切開のためのマーキングを行う。次に、近遠心に歯肉歯槽粘膜境（mucogingival junction：MGJ）を越える縦の切開線（垂直減張切開）を設定する。この台形フラップの断端は術後、新しい歯間乳頭となるため外科的歯間乳頭と呼ばれる。

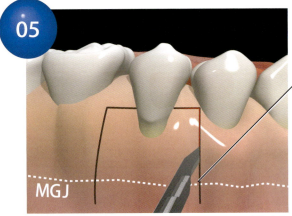

図3-4-2d

15Cのメスや眼科用メスを用いて、あらかじめ生体用ペンでマーキングした切開ラインをなぞりながら水平切開を加えていく。

図3-4-2e

同様に縦切開を加えていく。繰り返すが、この縦切開はMGJを越えるところまで加える。切開がMGJを越えることでフラップに可動性をもたせることができる。

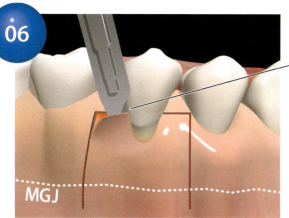

続いて、台形弁フラップ断端の外科的歯間乳頭部を、メスを用いて部分層弁で剥離していく。

図3-4-2f

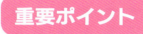

重要ポイント

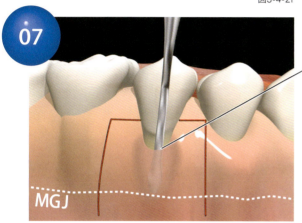

歯冠側移動後に露出根面を覆う部分（露出根面直下）は、フラップの厚みを確保するため、マイクロ剥離子イグルハルトなどを用いて全層弁で剥離していく。

図3-4-2g

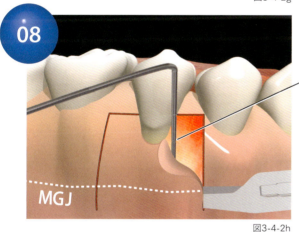

露出根面直下は、骨頂より根尖側方向に約3mmまでは全層弁で剥離し、それより根尖側は部分層弁に切り替える。外科的歯間乳頭部を含め、その他の部分はすべて部分層弁で形成する。

図3-4-2h

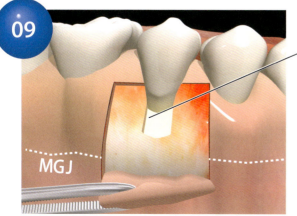

全層-部分層のフラップを形成し、剥離翻転した状態。根面直下には骨面が露出しているのが確認できる。

図3-4-2i

3章 ペリオドンタルプラスティックサージェリーの臨床テクニック

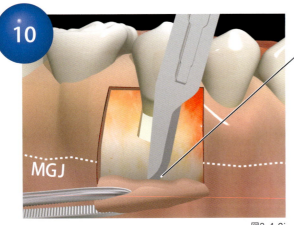

10 フラップの減張を目的に、メスを骨面と平行にし、骨膜から筋の付着部を剥がす深層切開を行う。

図3-4-2j

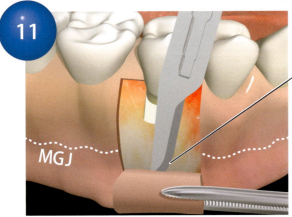

11 続いて、フラップと平行にメスを入れ、フラップの結合組織と筋組織を剥がすための浅層切開を行う。これらの減張効果は大きく、歯冠を覆えるほどの可動性をフラップに持たせることができる。

図3-4-2k

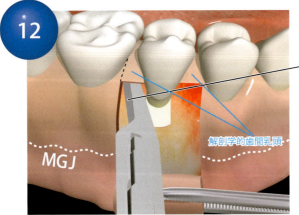

12 歯間乳頭(解剖学的歯間乳頭)は、フラップ縫合時に外科的歯間乳頭の受容床になるため、メスを用いて表層上皮を除去していく。

解剖学的歯間乳頭

図3-4-2l

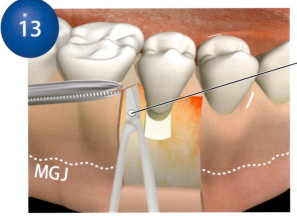

13 歯間乳頭の上皮は、メスだけでは完全に除去できないので、マイクロサージェリー用のハサミを用いて除去していく。

図3-4-2m

3章4 根面被覆術

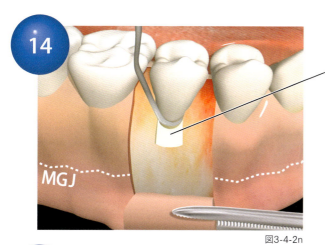

術前にプローブで臨床的アタッチメントレベルを計測し、その位置までのルートプレーニングを行う。

図3-4-2n

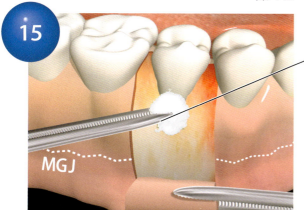

歯根表面のスメアー層を除去するために、EDTAを浸漬させた綿球を約2分間根面に浸す。

図3-4-2o

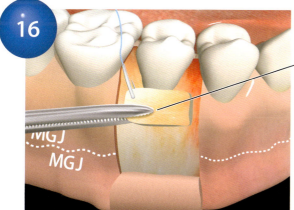

移植片の断端がCEJに位置するよう骨膜縫合していく。
Zucchelliは、必要最小限の大きさの移植片が理想としている。

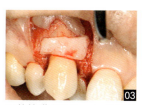

口蓋粘膜よりZucchelliテクニックにより採取した移植片を試適。Zucchelliは必要最小限の大きさを推奨している。

重要ポイント

図3-4-2p

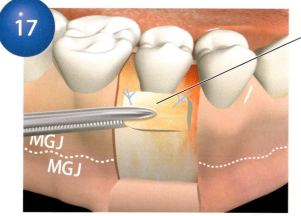

移植片を近遠心で骨膜縫合し、固定する。

図3-4-2q

3章 ペリオドンタルプラスティックサージェリーの臨床テクニック

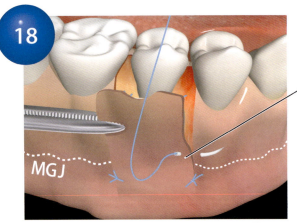

筋の走行から、フラップは遠心に牽引される傾向にある。そのためZucchelliは、近心から縫合を行うことを推奨している。また、最後の懸垂縫合をテンションフリーで縫合するために、フラップを歯冠方向に牽引しながら根尖側から順に縦切開部を縫合する。

図3-4-2r

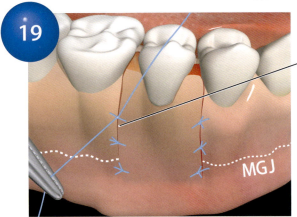

縫合針はフラップ側から隣接軟組織のやや歯冠側に向けて斜めに刺入、縫合していく。これにより、フラップが根尖側方向に牽引されるのを防ぐ。

図3-4-2s

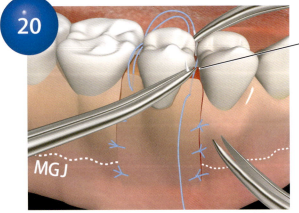

フラップ断端がCEJより1mm歯冠側にテンションフリーで位置することを再度確認し、最後に懸垂縫合を行う。

図3-4-2t

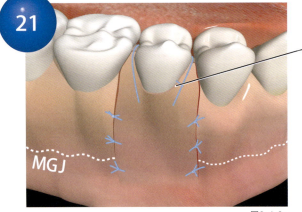

縫合終了。この懸垂縫合により、外科的歯間乳頭は解剖学的歯間乳頭に密着し、フラップを歯根にしっかりと適合させることができる。

図3-4-2u

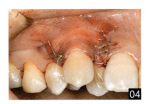

縫合終了時の状態。歯冠側移動したフラップがCEJの1mm歯冠側で、しっかり歯に密着していることが重要である。

3. 複数歯クローズドテクニック - トンネリングテクニック

歯肉退縮は1歯に限局している場合よりも複数歯に及ぶ場合が圧倒的に多い。したがって、根面被覆術において、臨床的には複数歯を対象に行う手術の頻度が高い。複数歯の根面被覆術の場合も単独歯同様、クローズドテクニックとオープンテクニックに大別できる。

クローズドテクニックのモディファイドトンネルテクニックは、1994年にAllenが考案したトンネリングテクニックにカバーフラップの歯冠側移動を加えて改良し、1998年Azziらによって提唱された。トンネルテクニックのエンベロップ形成を乳頭直下まで行い、フラップを歯冠側移動させるため懸垂縫合、あるいは歯間部に付与したコンポジットレジンにサスペンダー縫合する。フラップに水平垂直方向の切開を加えないため、血液供給に優れ、また瘢痕形成を抑制できるため審美的にも満足した結果を得やすい。

複数歯クローズドテクニック - トンネリングテクニック

01

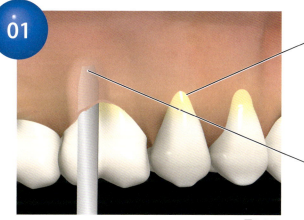

それぞれの歯の歯肉溝内切開からスタート。

654|部の複数歯の歯肉退縮への対応。まず歯肉溝中央部はアレンナイフを用いて全層弁にてエンベロップフラップを形成していく。アレンナイフの深度は歯槽骨頂から約2〜3mm根尖側まで。

図3-4-3a

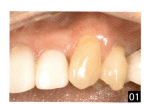

術前の状態。単独歯同様に、歯間乳頭が完全であるか、歯肉の厚さ、退縮部の高さと幅を診断し、術式を選択、術後の結果の予測をする。

成功のためのキーポイント

1. 乳頭を切離せず、エンベロップフラップを複数歯にわたり形成。乳頭下でトンネリングさせるため、パーフォレーションさせず、乳頭を切らないよう細心の注意を払う
2. カバーフラップが必要量歯冠側移動するように、MGJを確実に超えるところまで切開を進める
3. 結合組織移植片を所定の位置に正しく設置するためポジショニングスーチャーを行う

3章 ペリオドンタルプラスティックサージェリーの臨床テクニック

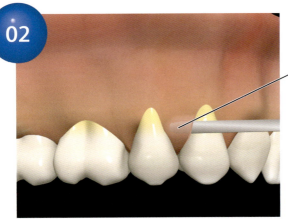

02 続いて乳頭下にアレンナイフを挿入し、慎重に乳頭組織も骨から剥がしてトンネル状に歯肉退縮歯のエンベロップフラップを交通させる。

図3-4-3b

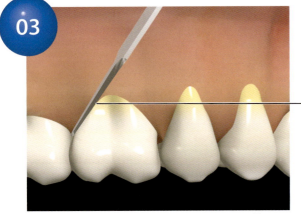

03 アレンナイフである程度エンベロップを形成できたなら、CK 2 に持ち替えてより深く進めていく。MGJを越えるところまでエンベロップを形成し、カバーフラップが十分な可動性を持ち、歯冠側移動できるようにする。エンベロップフラップの歯冠側移動により乳頭はローテーションしながら持ち上がるようにするために、乳頭の頬側1/2までを骨より剥離、または切離する。

図3-4-3c

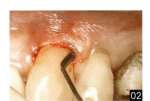

02 アレンナイフなどの剥離子を用いてある程度エンベロップを形成したのち、CK 2 に持ち替えて進めていく。CK 2 のサイドの刃の部分で、歯肉縁や乳頭を切らないように細心の注意を払う。

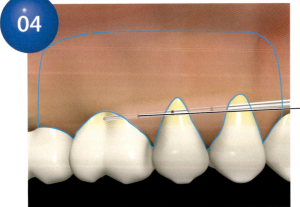

04 プローブを用いて、確実にトンネル形成ができていること、根尖側はMGJを越えてエンベロップが形成できており、切り残しがないことを確認する。

図3-4-3d

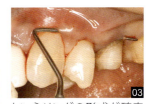

03 トンネリングの形成が確実に行われているか、エンベロップが確実にMGJを超えて形成できているか、プローブで確認する。

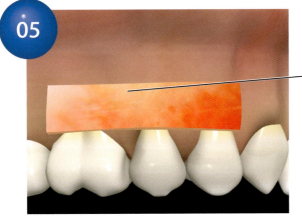

05 あらかじめ計算して、口蓋粘膜より必要量の2割増で採取した結合組織移植片をトリミングした後、受容側に試適する。

図3-4-3e

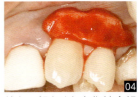

04 ドナー部より上皮化結合組織を採取、腺組織や脂肪組織の除去、大きさや厚みの調整のために受容部に試適しながら、トリミングを行う。

3章4 根面被覆術

重要ポイント

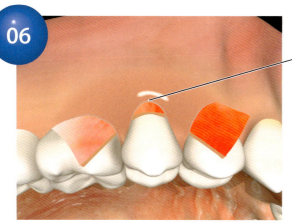

図3-4-3f

トンネルの中に移植片を通して、確実に所定の位置に移植片を設置する準備を行う。

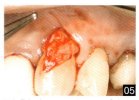

形成したエンベロップ内へ慎重に移植片を挿入する。必要ならポジショニングスーチャーで結合組織の正しい位置付けを行う。

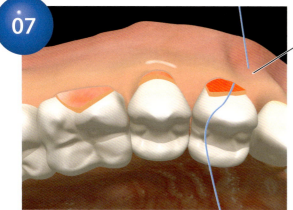

図3-4-3g

ポジショニングスーチャーを用いて移植片を固定する位置に誘導する。

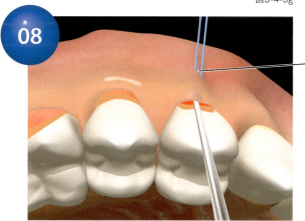

図3-4-3h

移植片に糸を通し、その糸を引っ張りながら、歯根部の移植片を慎重に押し込み、所定の位置に誘導していく。

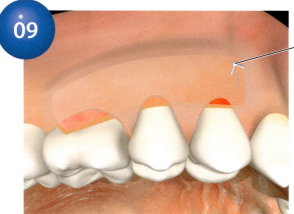

図3-4-3i

近心の移植片の固定が終了した状態。

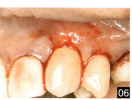

クローズドテクニックはブラインドテクニックとも呼ばれ、移植片の設置位置が正しいかどうか、把握が難しい。しっかりと位置付けを行いたい。

3章 ペリオドンタルプラスティックサージェリーの臨床テクニック

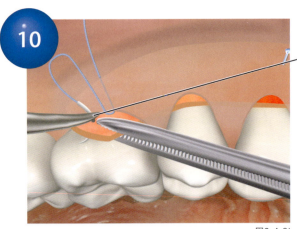

遠心も同様にポジショニングスーチャーで移植片のもう一方の端を迎えにいく。

図3-4-3j

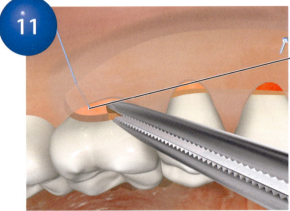

移植片に糸を通し、ポジショニングスーチャーは固定する位置に確実に牽引できるよう計画して行う。

図3-4-3k

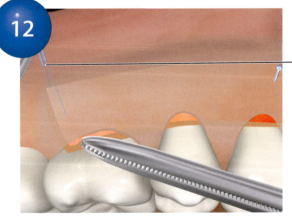

慎重に糸を引きながら、また移植片を押し込みながら行う。

図3-4-3l

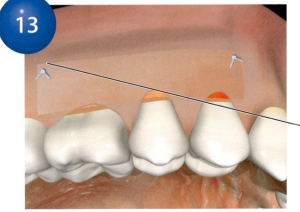

重要ポイント

2ヵ所のポジショニングスーチャーが終了した状態。これで移植片は所定の位置に固定できている。クローズドテクニックの場合、移植片の設置を確実に所定の位置に行うことが難しいため、ポジショニングスーチャーを効果的に行うことが非常に重要なポイントである。

図3-4-3m

14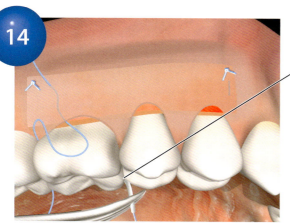

6番部の懸垂縫合。しっかりと所定の位置にフラップが歯冠側移動するよう、糸の牽引する方向、力を調整する。

図3-4-3n

15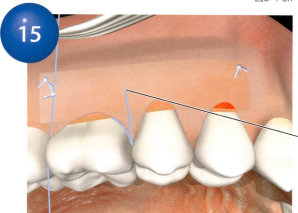

結紮する。

図3-4-3o

16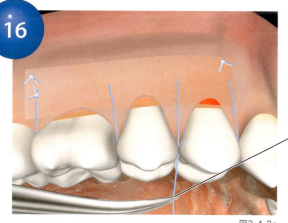

4番に懸垂縫合を行う。確実に歯冠側移動するように、また、移植片をカバーフラップですべて覆えるように、場合によってはフラップを根尖側から押し上げながら、懸垂縫合を締める。

図3-4-3p

17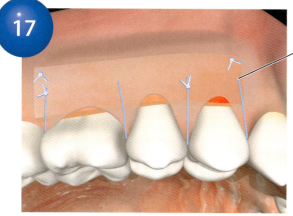

終了。

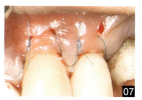

縫合終了時。所定の位置にフラップを懸垂できている。移植片をカバーフラップでしっかり覆う。

図3-4-3q

3章 ペリオドンタルプラスティックサージェリーの臨床テクニック

4．複数歯クローズドテクニック（VISTAテクニック）

　従来の歯肉退縮を改善するために用いられてきたオープン、クローズドテクニックに共通する問題点は、歯冠側移動したフラップが筋肉に引っ張られることにより、意図した位置にフラップを確実に固定することが難しいということである。これを改善するために考案されたのがVISTA（Vestibular Incision Subperiosteal Access）テクニックである。VISTAは口腔前庭あるいは小帯部に縦切開を設け、そこから退縮部位に向けて全層弁で剥離を行い、十分に可動性をもたせたフラップ内に結合組織を挿入する。フラップの縫合はスーチャーボンディングテクニックを用い、フラップを歯冠側に牽引している縫合糸をコンポジットレジンにて歯面に固定することにより行う。

複数歯クローズドテクニック（VISTAテクニック）

01

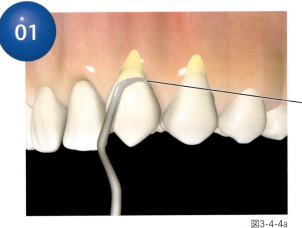

露出した根面にコンポジットレジンやう蝕があれば取り除き、スケーリング・ルートプレーニングを行う。その後25% EDTA Gelにて根面処理を行う。

図3-4-4a

成功のためのキーポイント
1. 専用キットの形状を有効に活用し、確実な全層弁を形成することで穿孔を防ぐ
2. 移植片が見えないため、縫合の際の位置ズレに注意する
3. コンポジットレジンの接着操作を確実に行い、術後早期の脱落を防止する

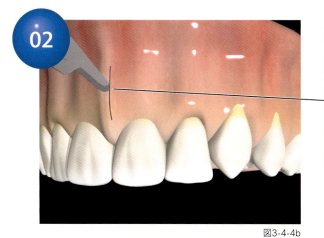

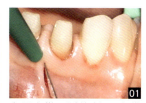

02 切開線は対象歯から1.5歯ほど離した口腔前庭部あるいは小帯部で、歯肉縁に近すぎないようにする。上唇小帯からでも、専用の器具を用いることで、臼歯部までアプローチが可能である。切開は器具の操作や移植片の挿入を考慮して、10mm程度は必要である。

01 上唇小帯の近傍（上唇小帯は避ける）に縦切開を入れる。

図3-4-4b

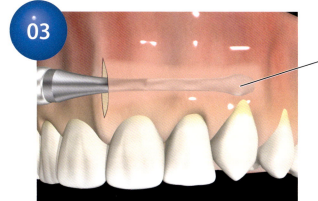

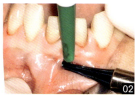

03 VISTA Kitの#1を用いて、全層弁で剥離を行う。このときは細かい部分を避け、以降の器具が操作しやすいように剥離していく。

02 粘膜下に透けている器具の先端を注視しながら、フラップを剥離していく。

図3-4-4c

Evidence

アジア人のバイオタイプ	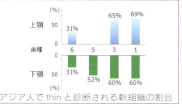	アジア人は、欧米人と比較してバイオタイプがthinと診断される割合が多いと報告されている[1〜3]。補綴後の歯肉退縮リスクの判断に基づいた歯肉増生術の要否の検討、根面被覆術に際してのCTGの適応を判断などの際に留意する。 なお、辺縁歯肉の厚みを簡便な診査法として、プロービング時に辺縁歯肉からプローブが透過するかどうかで判断する方法がある[4]。

1. Lee SA, Kim AC, Prusa LA Jr, Kao RT. Characterization of dental anatomy and gingival biotype in Asian populations. J Calif Dent Assoc. 2013;41(1):31-33, 36-39.
2. Chou YH, Tsai CC, Wang JC, Ho YP, Ho KY, Tseng CC. New classification of crown forms and gingival characteristics in taiwanese. Open Dent J. 2008;2:114-119.
3. 一般社団法人日本インプラント臨床研究会（編）．文献と臨床のインプラントサイエンス　今読むべきインパクトの高い70論文＆77症例．東京：クインテッセンス出版，2016．
4. Rasperini G, Acunzo R, Cannalire P, Farronato G. Influence of Periodontal Biotype on Root Surface Exposure During Orthodontic Treatment: A Preliminary Study. Int J Periodontics Restorative Dent. 2015;35(5):665-675.

Vestibular Incision Subperiosteal Tunnel Access (VISTA) テクニック

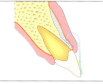 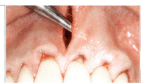 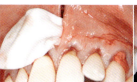 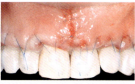

原法では、吸収性コラーゲン膜（バイオガイド）とともに、裂開し露出した根面に血小板由来成長因子（PDGF）で処理されたβ-TCP（GEM21S）を使用し、CTGを用いない手法として紹介された。単独歯から複数歯にまで適応される。現在では、VISTAテクニックのフラップデザインとCTGを併用した根面被覆や、GBR法との併用など、その適応範囲は拡大されている。（各画像は参考文献1より引用）

1. Zadeh HH. Minimally invasive treatment of maxillary anterior gingival recession defects by vestibular incision subperiosteal tunnel access and platelet-derived growth factor BB. Int J Periodontics Restorative Dent 2011;31(6):653-660.

3章 ペリオドンタルプラスティックサージェリーの臨床テクニック

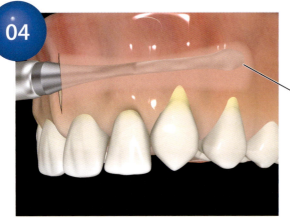

重要ポイント

屈曲したVISTA #2を用いて骨の形態に沿うように剥離を進める。器具の先端は常に骨に接するようにしてフラップの穿孔を防ぐ。

図3-4-4d

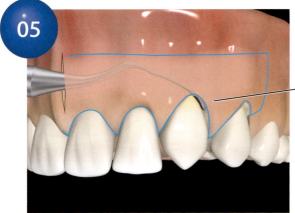

VISTA #3〜6を使用し、歯の周囲や歯間乳頭部を剥離する。乳頭の先端部まで十分に剥離され、可動性があることを確認する。

図3-4-4e

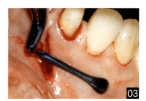

反対側の剥離には、#5,6を用いる。

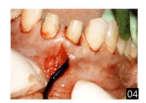

歯頸部や乳頭下の剥離には、#3,4を用いる。

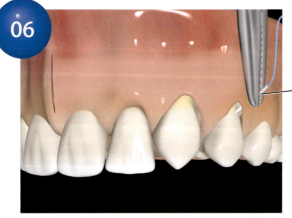

移植片をフラップ内に引き入れるための縫合糸を最遠心部から刺入し、フラップの中を近心方向へくぐらせていく。

図3-4-4f

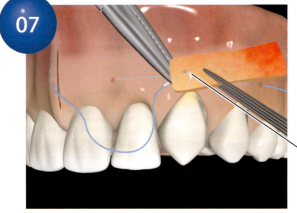

フラップ内をくぐらせ、切開線から出した縫合針を移植片の一端に通す。

図3-4-4g

3章4 根面被覆術

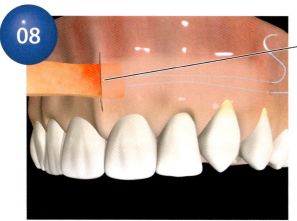

08 移植片に通した縫合針は再びフラップ内をくぐらせて、刺入点近くから外へ出す。

図3-4-4h

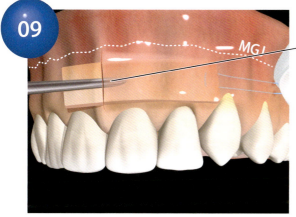

09 移植片に通した縫合糸を引きながら、移植片を切開線からフラップ内に挿入する。

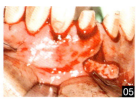

移植片を抵抗なく引き込めるように、十分にフラップを剥離することがポイント。

図3-4-4i

Evidence

根面被覆におけるCTGの有用性

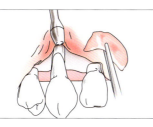

Miller class ⅠやⅡの歯肉退縮に対して、CTGを併用したCAFによる根面被覆術を行うことの有用性は、長期のケースレポート[1]のみならず、多くのクリニカルトライアルやシステマティックレビューで報告されている[2〜4]。しかしながら、術前の歯肉がthickである場合には、CTGを併用しなくてもCAFのみで十分な結果が得られ、かつ審美的であるとの報告もある[5]。したがって、術前の歯肉の厚みを診査し、CTG併用の必要性を判断する必要がある。（画像は参考文献6より引用）

1. McGuire MK, Scheyer ET, Nunn M. Evaluation of human recession defects treated with coronally advanced flaps and either enamel matrix derivative or connective tissue: comparison of clinical parameters at 10 years. J Periodontol 2012;83(11):1353-1362.
2. Cairo F, Nieri M, Pagliaro U. Efficacy of periodontal plastic surgery procedures in the treatment of localized facial gingival recessions. A systematic review. J Clin Periodontol. 2014;41 Suppl 15:S44-62.
3. Zucchelli G, Mounssif I, Mazzotti C, Stefanini M, Marzadori M, Petracci E, Montebugnoli L. Coronally advanced flap with and without connective tissue graft for the treatment of multiple gingival recessions: a comparative short- and long-term controlled randomized clinical trial. J Clin Periodontol 2014;41(4):396-403.
4. Tatakis DN, Chambrone L, Allen EP, Langer B, McGuire MK, Richardson CR, Zabalegui I, Zadeh HH. Periodontal soft tissue root coverage procedures: a consensus report from the AAP Regeneration Workshop. J Periodontol 2015;86(2 Suppl):S52-55.
5. Cairo F, Cortellini P, Pilloni A, Nieri M, Cincinelli S, Amunni F, Pagavino G, Tonetti MS. Clinical efficacy of coronally advanced flap with or without connective tissue graft for the treatment of multiple adjacent gingival recessions in the aesthetic area: a randomized controlled clinical trial. J Clin Periodontol. 2016;43(10):849-856.
6. Edel A. Clinical evaluation of free connective tissue grafts used to increase the width of keratinised gingiva. J Clin Periodontol 1974;1(4):185-196.

3章 ペリオドンタルプラスティックサージェリーの臨床テクニック

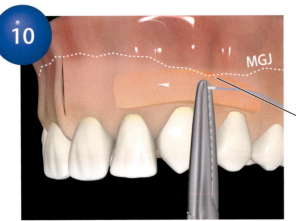

縫合はMGJよりもやや歯冠側で歯肉縁から2〜3mm離れたところから刺入し、挿入した結合組織も一緒に縫合することで確実に歯冠側に位置づける。

図3-4-4j

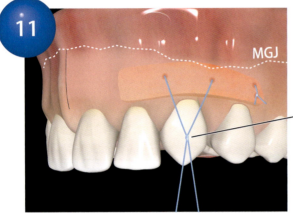

フラップを歯冠側に引き上げたときに結び目が歯面にくるように結紮する。テンションが強い場合は1ヵ所について複数の縫合を入れてもよい。

図3-4-4k

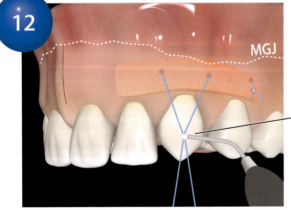

重要ポイント

歯肉縁はCEJよりも2mm以上歯冠側に位置づけ、コンポジットレジンを用いて、縫合糸の結び目を歯面に固定する(coronally anchored suture)。

図3-4-4l

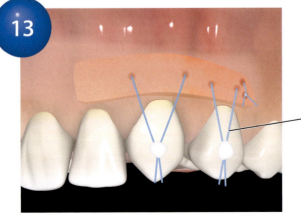

抜糸は基本的に2週間で行うが、縫合糸にテンションが残っている場合は、テンションが緩んでから抜糸するほうが望ましい

図3-4-4m

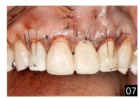

原法とは異なり、懸垂縫合を用いている。

原法に記載されている、coronally anchored suture。

5．複数歯オープンテクニック（MCAFテクニック）

MCAF(Modified Coronally Advanced Flap) テクニックは、Zucchelli が提唱した縦切開を用いないエンベロップフラップの歯冠側移動術である。エンベロップフラップの使用により、減張切開なしにフラップ辺縁への血液供給が可能となり、血管のない根面に対して有茎弁からの血液供給に大きく依存する根面被覆にきわめて適切な方法である。

乳頭の切開線は退縮の大きい部分を中心に連続した斜切開を用いる。乳頭の切開ラインはそれぞれの歯の退縮量に合わせてその頂点を決定する。それらにより形成された水平切開は、歯肉弁歯冠側移動術により移動した外科的歯間乳頭の回転を含む、予知性のある移動を可能にする。上皮下結合組織移植をともなう、ともなわないにかかわらず、フラップの辺縁組織が当該歯の CEJ より歯冠側寄りに設置される。通常の CAF と比較して完全根面被覆の獲得と角化歯肉を増大しやすいという報告がある。

複数歯オープンテクニック（MCAF テクニック）

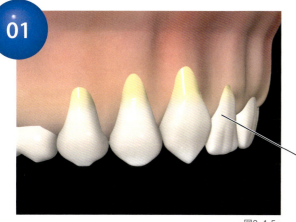

01 犬歯、第一小臼歯、第二小臼歯に歯肉退縮が認められる。

図3-4-5a

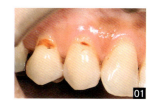

01 術前の状態。この症例のように歯肉退縮に伴う歯質の磨耗がある場合、硬組織診断も重要になる。すなわち、元のセメントエナメル境の位置、磨耗部のう蝕、磨耗部の凹面の量、などを診断する。

成功のためのキーポイント

1. 確実な切開線の設定が、術後の外科的歯間乳頭と解剖学的歯間乳頭の一致をもたらす
2. エンベロップフラップが歯冠側および側方に必要量移動できるだけの十分な減張を獲得することが重要
3. Zucchelli が強調している、必要最小限の大きさの移植片の設置

3章 ペリオドンタルプラスティックサージェリーの臨床テクニック

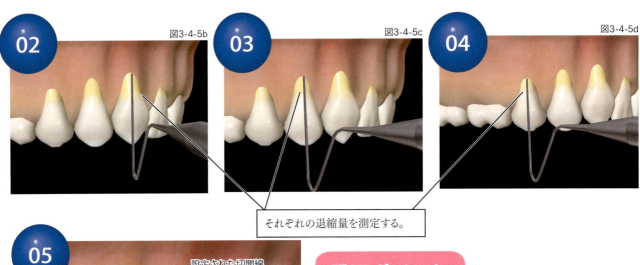

02 図3-4-5b
03 図3-4-5c
04 図3-4-5d

それぞれの退縮量を測定する。

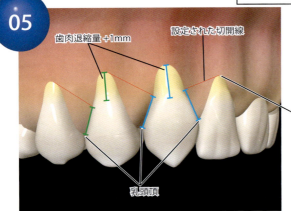

05 図3-4-5e

歯肉退縮量+1mm／設定された切開線／乳頭頂

重要ポイント

切開線の設定(それぞれの歯の歯肉退縮量＋1mmが線の長さ。それを乳頭頂から同じ長さを取り切開線をデザインする)。

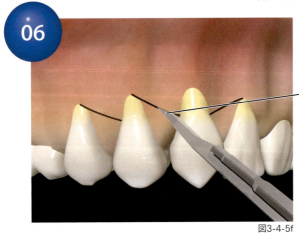

06 図3-4-5f

まず15Cを用いて、設定した切開線に沿って切開を進める。

Evidence

Modified coronally advanced flap

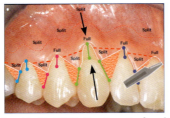

Zucchelliらが提唱した、複数歯に対する垂直減張切開を用いないエンベロップテクニックによる歯冠側移動術[1]。垂直減張切開を用いる従来の歯冠側移動術と比較し、完全根面被覆率や角化歯肉の増大の点で優れている報告されている[2]。垂直減張切開を用いないため瘢痕形成のリスクが少なく審美的にも有利とされる[2]が、切開線の設定はやや難しい。(画像は参考文献3より引用)

1. Zucchelli G, De Sanctis M. 2000. Treatment of multiple recession-type defects in patients with aesthetic demands. J Periodontol 71:1506-1514. 28.
2. Zucchelli G, Mele M, Mazzotti C, Marzadori M, Montebugnoli L, De Sanctis M. Coronally advanced flap with and without vertical releasing incisions for the treatment of multiple gingival recessions: a comparative controlled randomized clinical trial. J Periodontol 2009;80(7):1083-1094.
3. Giovanni Zucchelli(著). Guido Gori(イラスト). 沼部幸博(監訳). 鈴木真名, 瀧野裕行, 中田光太郎(訳). イラストで見る 天然歯のための審美形成外科. 東京:クインテッセンス出版, 2014.

3章4　根面被覆術

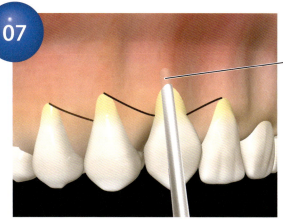

07

次にアレンナイフを用いて、歯肉溝内より骨縁下2〜3mmまで全層弁にてエンベロプを進める。

図3-4-5g

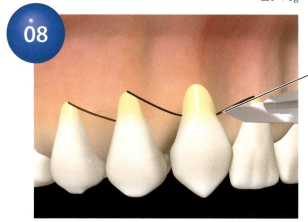

08

再度15Cに持ち替え、外科的歯間乳頭部に部分層弁を形成する。

図3-4-5h

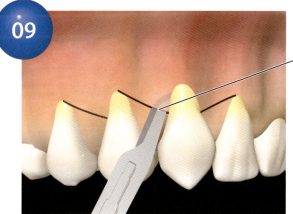

09

外科的歯間乳頭の部分層弁と歯肉溝内から進めた全層弁がつながりエンベロプフラップが形成されていく。

図3-4-5i

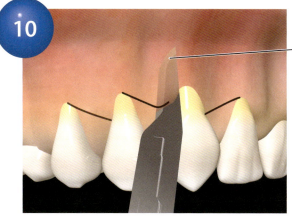

10

そして徐々にメスを深く挿入し、MGJを越えるところまで切り進めていく。

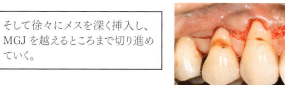

切開終了時点。

図3-4-5j

3章 ペリオドンタルプラスティックサージェリーの臨床テクニック

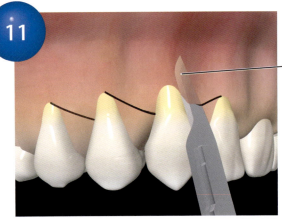

この症例の場合2番の歯肉退縮が1mmとわずかなため1番には切開を広げていない。同様に5番の歯肉退縮量から6番へは広げない切開線としている。

図3-4-5k

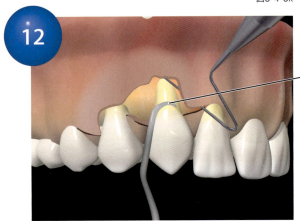

根面のスケーリング・ルートプレーニングを行う。行う部位は術前のポケット底までで、それより根尖側は付着が存在していた場所であるため、触らない。

図3-4-5l

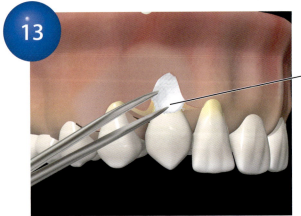

スケーリング・ルートプレーニングが終了したらEDTA(15～25%)を応用し、根面処理を行う。

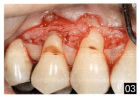

確実に部分層弁にてフラップを形成する。

図3-4-5m

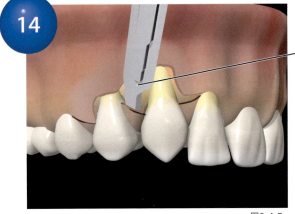

解剖学的歯間乳頭の上皮部分の除去を15Cのメスを用いて行う。

図3-4-5n

3章4　根面被覆術

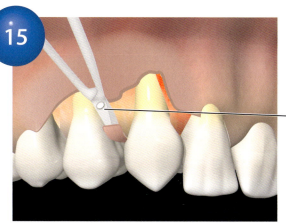

最後に切り離す際にはシザースを用いる。

図3-4-5o

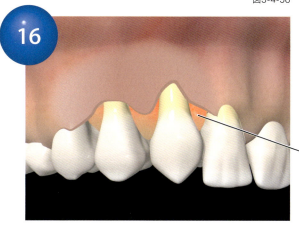

エンベロップフラップが完成したところ。部分層と全層によるフラップ（骨縁下3mmまでは骨が露出、それより根尖は骨膜が残っている状態）。

図3-4-p

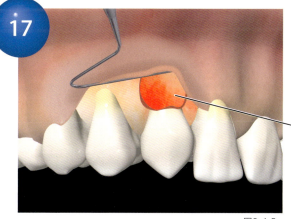

口蓋より採取した結合組織移植片を犬歯の退縮部に試適する。CEJ直下に正確に適合させてその位置に固定する。

図3-4-5q

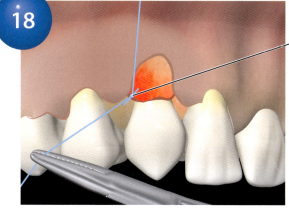

吸収性縫合糸を用いて、骨膜に固定する。

図3-4-5r

121

3章 ペリオドンタルプラスティックサージェリーの臨床テクニック

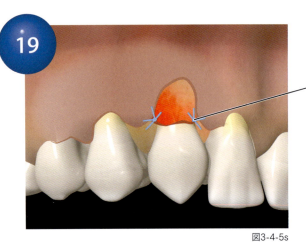

図3-4-5s

2箇所で確実に固定を行い、根面に移植片をフィットさせる。この症例では退縮量の大きい犬歯にのみ結合組織移植片を併用している。

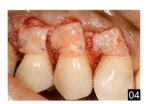

必要最小限の小さな移植片を各歯ごとに設置。

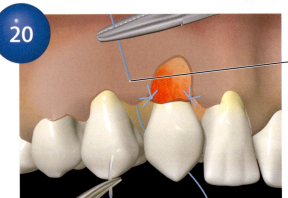

図3-4-5t

エンベロップフラップを歯冠側移動し、所定の位置に設置するための懸垂縫合を行う。

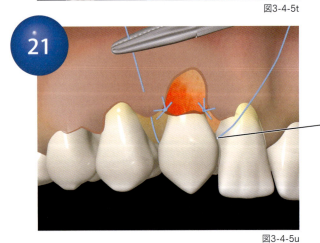

図3-4-5u

犬歯の遠心唇側から挿入した糸を口蓋に回して近心に出してきた。

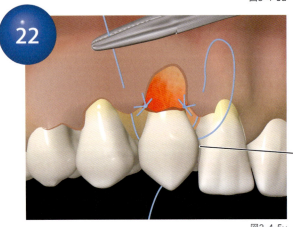

図3-4-5v

近心も同様に唇側からフラップに針を通し、再度口蓋側に回している。

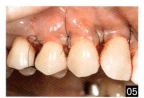

縫合終了時。

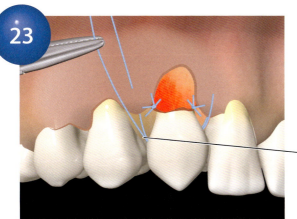

再び遠心にて口蓋側より針を唇側に戻して、縫合する。

図3-4-5w

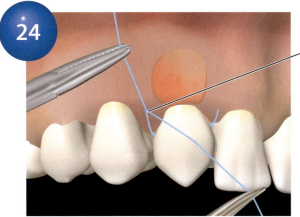

3番の懸垂縫合が終了した状態。

図3-4-5x

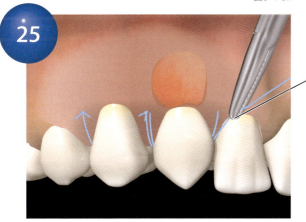

4番部位も同様に懸垂縫合を行い、フラップの固定を仕上げる。

図3-4-5y

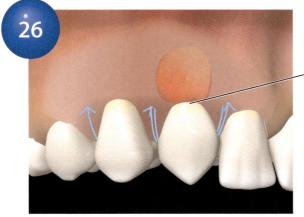

歯冠側移動した歯肉縁はCEJの1mm歯冠側にしっかり密着させて縫合終了する。

図3-4-5z

3章 ペリオドンタルプラスティックサージェリーの臨床テクニック

単独歯クローズドテクニック

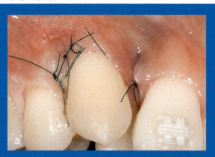
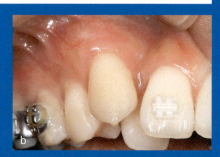

図3-4-6a 術後1週経過時。クローズドテクニックの場合非常に治癒が早く、患者も痛みを訴えることは少ない。

図3-4-6b 術後1ヵ月経過時。CEJの位置まで退縮部の歯冠側移動が獲得できている。

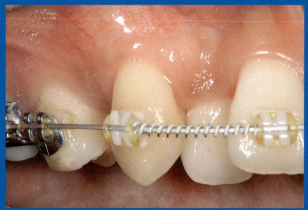

図3-4-6c 術後6ヵ月経過時。矯正治療がスタートし、当該歯は、口蓋側へ移動、理想的な骨のハウジングに収まると、より安定すると思われる。

単独歯オープンテクニック - 台形弁テクニック

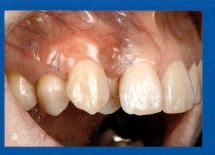
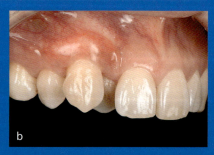

図3-4-7a 術後2週経過時。Zucchelliの術式を忠実に再現すると、理想的な治癒が得られる。また、マイクロサージェリーによる繊細な手術はオープンテクニックでも治癒が早い。

図3-4-7b 術後1ヵ月経過時。問題なく経過しており、根面の被覆の状態も良好である。

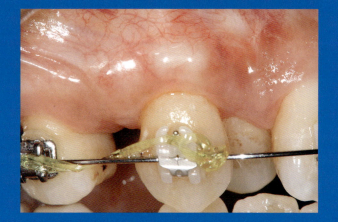

図3-4-7c 術後1年経過時。矯正治療が進んでいるが、安定した状態が保たれている。

3章4 根面被覆術

複数歯クローズドテクニック - トンネリングテクニック

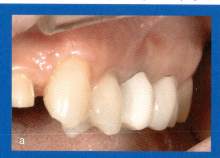
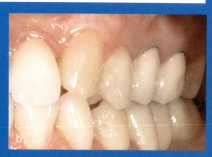
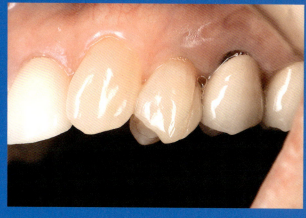

図3-4-8a 術後6ヵ月経過時。
図3-4-8b 術後1年経過時。

図3-4-8c 術後7年6ヵ月経過時。4番の歯肉には若干の退縮が見受けられるが、3番はほぼ維持されている。また、増生していない補綴修復後5番の歯肉退縮が顕著である点は反省すべきである。

複数歯オープンテクニック（MCAFテクニック）

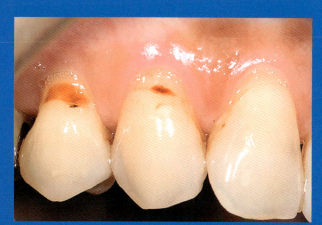
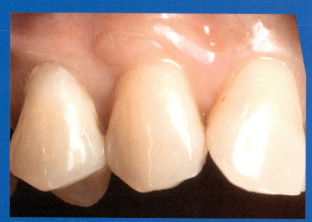

図3-4-9a 術前状態。

図3-4-9b 術後3ヵ月経過時。歯冠側移動により術後小帯の付着位置が高位に移動する場合がしばしばある。術後適切な時期に小帯切除を行う。

3章5 歯槽堤増大術
Alveolar Ridge Augmentation

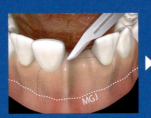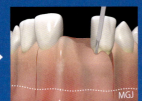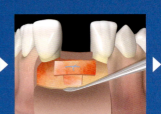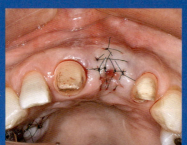

1. 歯槽堤増大術 - 水平的：オープンテクニックとクローズドテクニック

　近年のペリオドンタルプラスティックサージェリーのフラップデザインは、3章4で解説しているように従来行われている垂直減張切開（縦切開）を用いて減張を行うオープンテクニックと、垂直減張切開を用いないクローズドテクニックに大別される。オープンテクニック（減張切開・縦切開）については1章1を参照されたい。
　クローズドテクニックは手術部位への血液供給が容易であり、より審美的な結果をもたらす可能性が高い。また、手術侵襲の程度は少なく、治癒期間も短い。しかし、技術的な難易度は高く、骨膜や筋線維の確実な切離が困難でカバーフラップの歯冠側移動量の許容度は低いため垂直的な軟組織増生には限界がある。この2つのテクニックの利点と欠点および適応症を表に示す。
　以下、オープンテクニックとクローズドテクニックを用いて行う水平的な歯槽堤増大術の方法をステップごとに示す。

成功のためのキーポイント
1. 受容側は十分な減張が必要になる
2. 症例によってオープンテクニックとクローズドテクニックを使い分ける
3. 移植片の固定をしっかり行う

表1　オープンテクニックとクローズドテクニックの比較（参考文献1より引用・改変）

オープンテクニック （垂直減張切開をともなうカバーフラップを形成）	クローズドテクニック （垂直減張切開をともなわないエンベロップフラップを形成）
● 形成が容易 ● 均一な受容側形成のための直接的な視野を得ることが可能 ● カバーフラップの歯冠側移動を容易にする ● 垂直的に4mmを超えるフラップの移動が必要な場合 ● 血流を遮断する減張切開が必要 ● 二次的な歯肉形成術が必要になる場合がある ● カバーフラップの壊死のリスクがなく、部分層弁の血流が維持される場合	● 形成がより難しい（ブラインドテクニック） ● 移植片の固定がより技術を要する（懸垂縫合、骨膜固定など） ● 歯冠側移動が限定的（4mm以内） ● 付着歯肉幅が狭いときは、非適応症になる ● 受容床の血液供給が維持されやすい ● より審美的な結果が獲得できる
〔利点〕 ・明視野で受容床の確認が可能 ・大きな歯冠側移動が可能 ・移植片の位置設定が平易	〔欠点〕 ・垂直切開部の適切な切開、縫合が必要 ・瘢痕形成しやすい ・遅い創傷治癒 ・術後の不快症状が比較的大	〔利点〕 ・よりよい血液供給 ・早い創傷治癒 ・瘢痕形成が少ない ・術後の不快症状が軽減 ・移植片の確実な固定 ・術後早い段階で手術の成否の判定が可能	〔欠点〕 ・処置の難度が高い ・処置時間が長い ・大きな歯冠側移動が難しい（減張が難しい） ・大きな術野、大規模な移植には向かない

歯槽堤増大術 - 水平的

オープンテクニック

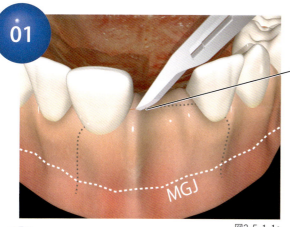

01

欠損部への切開。15Cまたは眼科用メスを使用。
骨面までは達しない歯槽頂切開を行う。

図3-5-1-1a

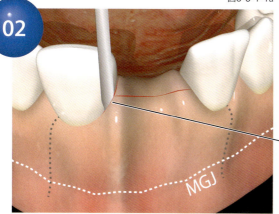

02

マイクロ剥離子アレンを使用。
始めにマイクロ剥離子アレンで歯肉溝内切開を行う。

図3-5-1-1b

注意点

歯肉溝は必ずアレンナイフで剥離した後にCK2または15Cを用いて切開を行う。

3章 ペリオドンタルプラスティックサージェリーの臨床テクニック

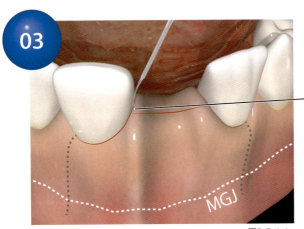

歯肉溝内切開。CK2または15Cを使用。縫合時の歯頸ラインは、欠損部顎堤のフラップを閉鎖するために、歯冠側移動させる。

図3-5-1-1c

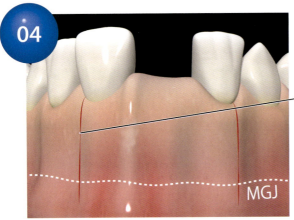

MGJを越えるところまで、15Cメスで縦切開を加える。

図3-5-1-1d

Evidence

歯槽堤増大術の術式選択

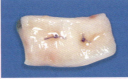 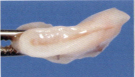 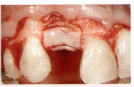 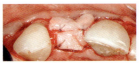

　ポンティック部位おけるCTGを用いた軟組織による歯槽堤増大術の予後を評価した報告はほとんどない。しかし、根面被覆術におけるCTGの良好な予後[1,2]から判断すると、水平的な増大についてはオープンとクローズド、両テクニックともに良好な予後が期待できる。

　一方で、垂直的な硬組織増生術は、創面の裂開率の高さから、もっとも難易度が高い処置のひとつとして認識されている[3,4]。そのため、CTGを用いた軟組織による垂直的な歯槽堤増大術[5]は、成功率の高い安全な術式として重要なオプションになると考えられる。（図は参考文献5より引用）

1. Zucchelli G, Mounssif I, Mazzotti C, Stefanini M, Marzadori M, Petracci E, Montebugnoli L. Coronally advanced flap with and wituout connective tissue graft for the treatment of multiple gingival recessions: a comparative short- and long-term controlled randomized clinical trial. J Clin Periodontol 2014;41(4):396-403.
2. Cairo F, Cortellini P, Pilloni A, Nieri M, Cincinelli S, Amunni F, Pagavino G, Tonetti MS. Clinical efficacy of coronally advanced flap with or without connective tissue graft for the treatment of multiple adjacent gingival recessions in the aesthetic area: a randomized controlled clinical trial. J Clin Periodontol 2016;43(10):849-856.
3. Esposito M, Grusovin MG, Felice P, Karatzopoulos G, Worthington HV, Coulthard P. The efficacy of horizontal and vertical bone augmentation procedures for dental implants - a Cochrane systematic review. Eur J Oral Implantol. 2009;2(3):167-184.
4. Jensen SS, Terheyden H.Bone augmentation procedures in localized defects in the alveolar ridge: clinical results with different bone grafts and bone-substitute materials. Int J Oral Maxillofac Implants 2009;24:218-236.
5. Zucchelli G, Mazzotti C, Bentivogli V, Mounssif I, Marzadori M, Monaco C. The connective tissue platform technique for soft tissue augmentation. Int J Periodontics Restorative Dent 2012;32(6):665-675.

3章5　歯槽堤増大術

✶部分層弁
部分層弁を用いることで移植片の固定が容易になる。

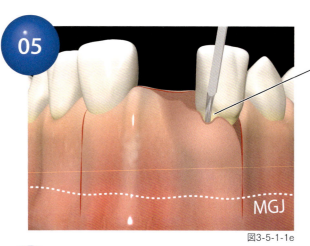

05 15CあるいはCK2を用いて、フラップを部分層弁で剥離していく。

図3-5-1-1e

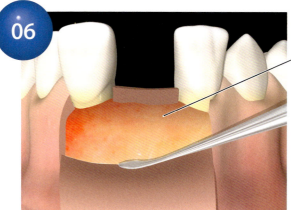

06 フラップが部分層弁で剥離された。

図3-5-1-1f

重要ポイント

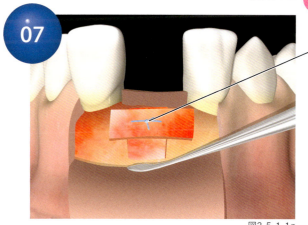

07 移植片を吸収性縫合糸で縫合固定する。

図3-5-1-1g

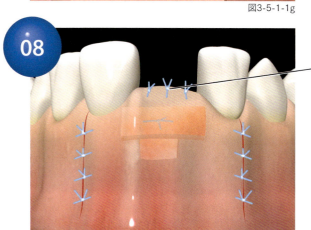

08 カバーフラップの縫合時。

図3-5-1-1h

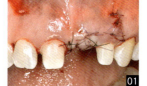
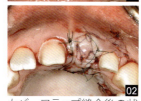

カバーフラップ縫合後の状態（01：唇面観、02：咬合面観）この症例では縦切開は遠心のみ行なっている。

129

3章 ペリオドンタルプラスティックサージェリーの臨床テクニック

クローズドテクニック

01

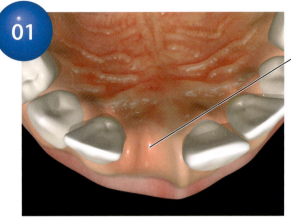

術前の状態。欠損部顎堤に水平的な吸収を認める。

図3-5-1-2a

02

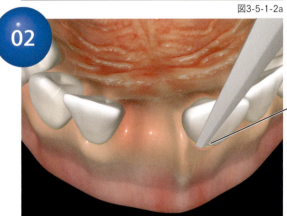

歯肉溝内切開。マイクロ剥離子アレンを使用。
マイクロ剥離子アレンで始めに歯肉溝内切開を行うと、その後のメスによる歯肉溝内切開で辺縁歯肉の不用意な損傷を防ぐことができる。また、剥離後のフラップの断端をシャープに保つことができる。

図3-5-1-2b

03

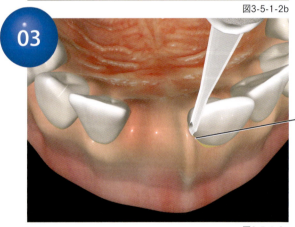

歯肉溝内切開。CK 2または15Cを使用。
根面に沿わせるようにメスを進める。

図3-5-1-2c

04

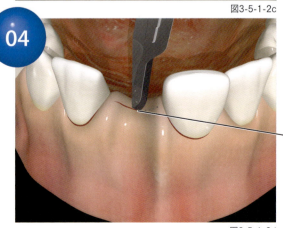

欠損部への切開（歯槽頂切開）。15Cまたは眼科用メスを使用。
15Cで歯槽頂中央からやや唇側寄りのポンティック基底面に相当する位置に切開を加える。

図3-5-1-2d

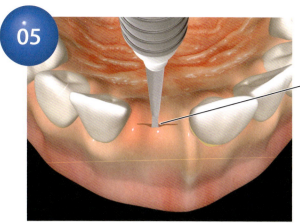

エンベロップフラップの形成。マイクロ剥離子アレンとCK 2を使用。ここでもマイクロ剥離子アレンを用いてからCK 2を用いる。

図3-5-1-2e

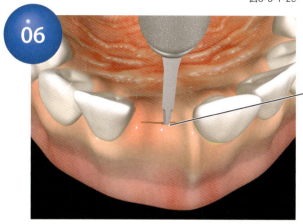

フラップをパーフォレーションさせないように、唇側骨の豊隆に合わせてCK 2を挿入していく。

図3-5-1-2f

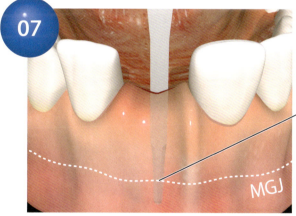

CK 2はMGJを越えるところまで進めていく。

図3-5-1-2g

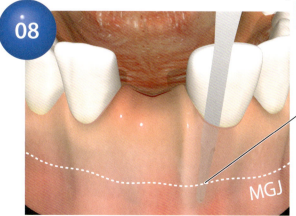

重要ポイント

歯肉溝からCK 2またはシャーポイント（オムニトーム、コブラヘッド）を挿入していく。そのとき、歯肉辺縁を誤って切らないように注意を要する。

図3-5-1-2h

3章 ペリオドンタルプラスティックサージェリーの臨床テクニック

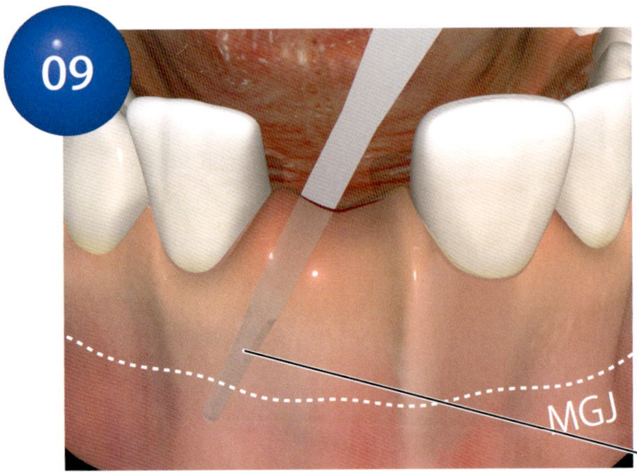

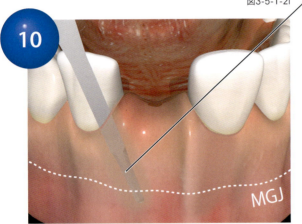

歯肉溝内切開とエンベロップをつないでいくことで、フラップに可動性を与えることができる。その際、フラップのパーフォレーションに対する注意が必要である。

図3-5-1-2i

図3-5-1-2j

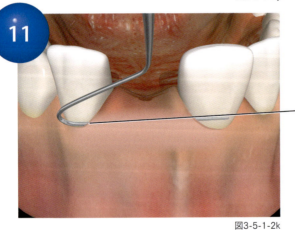

歯肉溝内切開とエンベロップフラップがつながっているかプローブを用いて確認する。その後フラップの可動性についても確認し、不十分であれば追加の剥離を加える。

図3-5-1-2k

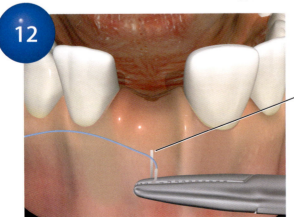

唇側に設置する移植片を迎えにいくためのポジショニングスーチャーをポンティック相当部の根尖側から刺入する。

図3-5-1-2l

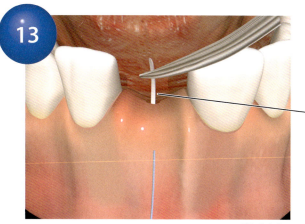

刺入後、歯槽頂切開部より刺出する。

図3-5-1-2m

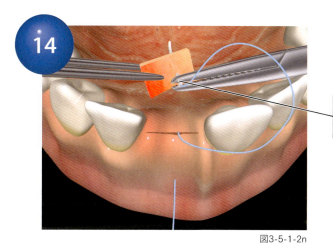

続いて、ピンセットで移植片を固定し、刺入する。

図3-5-1-2n

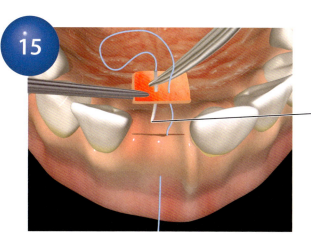

再度移植片に刺入する。柔かい移植片に刺入する操作は容易ではない。落ち着いて行う。

図3-5-1-2o

3章 ペリオドンタルプラスティックサージェリーの臨床テクニック

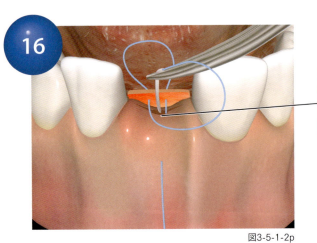

歯槽頂切開部からフラップ内に再度刺入し、ポンティック相当部の根尖側から、刺入部付近の唇側に刺出する。

図3-5-1-2p

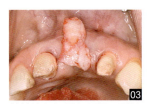

移植片を欠損部顎堤に試適した状態。移植片の大きさを確認する

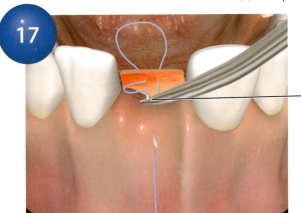

唇側に刺出したポジショニングスーチャーを引き、結合組織移植片をエンベロップフラップ内に引き入れる。

図3-5-1-2q

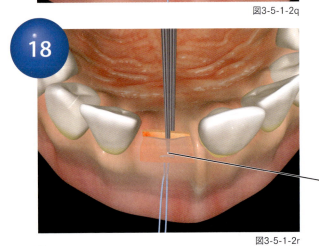

ポジショニングスーチャーを引きながらピンセットなどを用いて移植片を押し入れる。

図3-5-1-2r

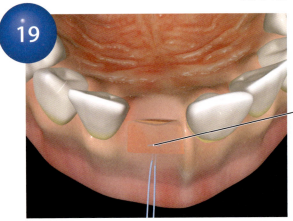

十分にエンベロップが形成されていれば、移植片を抵抗なくエンベロップ内に引き入れることができる。

図3-5-1-2s

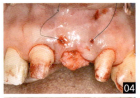

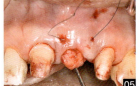

結合組織移植片をエンベロップ内に引き入れた状態。

3章5 歯槽堤増大術

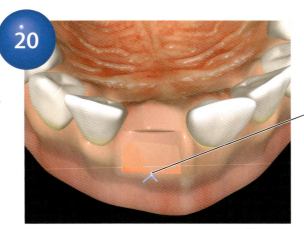

移植片を適切な位置に誘導できたら、単純縫合で結紮固定する。

図3-5-1-2t

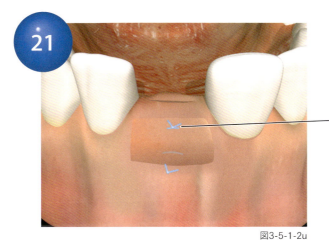

歯冠側にもう一糸追加し移植片を結紮固定する。

図3-5-1-2u

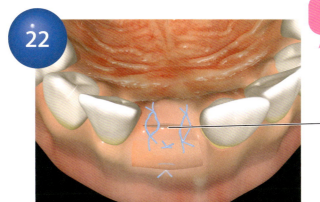

重要ポイント

歯槽頂切開部の縫合。
歯槽頂切開部のエンベロップ入り口をループ縫合する。この入口が移植片の厚みで開いている量だけ水平的に増生されるので、完全な閉鎖創にはしないのがポイントである。テンションフリーで縫合を終えることが重要である。

図3-5-1-2v

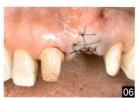
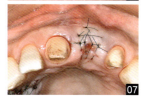

歯槽頂切開部縫合後の状態。この症例では、ループ縫合ではなく単純縫合で閉鎖している。

3章 ペリオドンタルプラスティックサージェリーの臨床テクニック

2．歯槽堤増大術 - 水平・垂直的

　吸収した歯槽堤を水平的にも垂直的にも増大させたい場合、水平方向のみの増大術と比べて最大の違いは、欠損部両隣在歯の乳頭組織を完全にフリーにして、欠損部のフラップが隣接する乳頭組織とともに、垂直方向に可動できるようにする点である。乳頭組織が垂直方向に可動することではじめて、垂直的な増大が可能になる。血液供給の観点からクローズドテクニックで慎重に周囲組織を剥離し、誤って乳頭組織をちぎらないように細心の注意が必要である。

　増生部位が1歯程度の小さな範囲であれば、1枚の結合組織片を馬の鞍にまたがらせるように歯槽骨上に設置する。2歯以上の大きな範囲の場合は、結合組織片を2枚採取し、1枚を唇側、もう1枚を歯槽骨上に設置する。

歯槽堤増大術 - 水平・垂直的

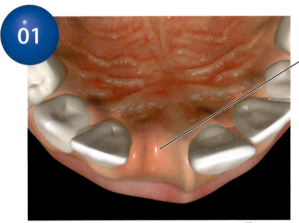

術前の状態。欠損部顎堤に水平・垂直的な吸収を認める。

図3-5-1-3a

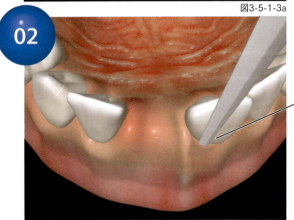

歯肉溝内切開。マイクロ剥離子アレンを使用。
マイクロ剥離子アレンで始めに歯肉溝内切開を行うと、その後のメスによる歯肉溝内切開で辺縁歯肉の不用意な損傷を防ぐ事ができる。また、剥離後のフラップの断端をシャープに保つことができる。

図3-5-1-3b

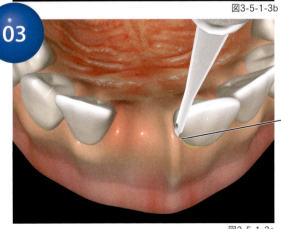

歯肉溝内切開。CK 2 または15Cを使用。
根面に沿わせるようにメスを進める。

図3-5-1-3c

3章5 歯槽堤増大術

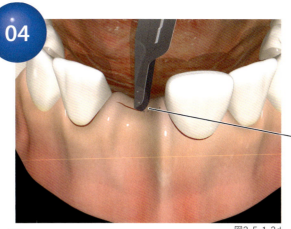

04

欠損部への切開（歯槽頂切開）。15Cまたは眼科用メスを使用。15Cで歯槽頂中央からやや唇側よりに切開を加えるポンティック基底面に相当する位置に設定する。

図3-5-1-3d

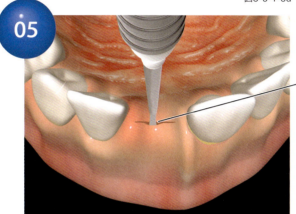

05

エンベロープフラップの形成。剥離子アレンとCK2を使用。ここでも剥離子アレンを用いてからCK2を用いる。

図3-5-1-3e

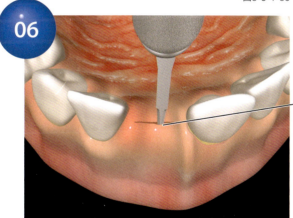

06

フラップをパーフォレーションさせないように、唇側骨の豊隆に合わせてCK2を挿入していく。

図3-5-1-3f

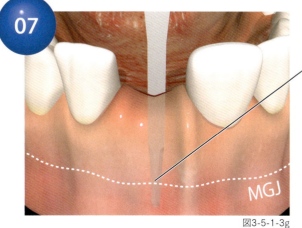

07

CK2はMGJを越えるところまで進めていく。

図3-5-1-3g

3章 ペリオドンタルプラスティックサージェリーの臨床テクニック

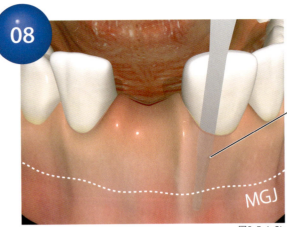

08 歯肉溝から、CK 2 またはシャーポイント(オムニトーム、コブラヘッド)を挿入していく。このとき、歯肉辺縁を誤って切らないように注意を要する。

図3-5-1-3h

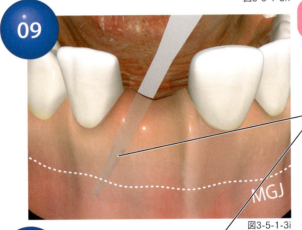

09 【重要ポイント】歯肉溝内切開とエンベロップをつないでいくことで、フラップに可動性を与えることができる。その際、パーフォレーションに対する注意が必要である。

図3-5-1-3i

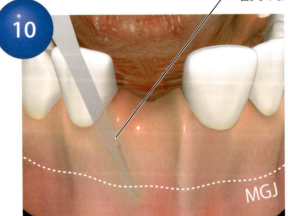

10

図3-5-1-3j

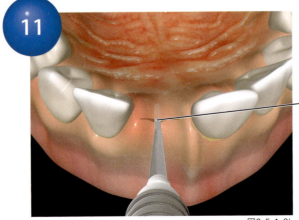

11 さらに、歯槽頂部の粘膜を部分層弁で剥離していく。両隣在歯の歯肉溝内切開とエンベロップ内でつなげることで、歯槽頂部の粘膜が垂直的に可動性をもつようになる。
誤って歯間乳頭を切除しないように注意が必要である。

図3-5-1-3k

3章5　歯槽堤増大術

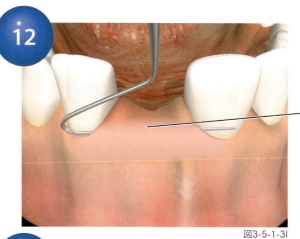

図3-5-1-3l

歯肉溝内切開とエンベロップフラップがつながっているか、プローブなどを用いて確認する。その後、フラップの可動性についても確認し、不十分であれば追加の剥離を加える。

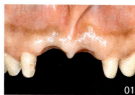

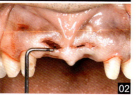

プローブを用いて垂直的に十分な可動性を確認。
この症例は増生量が多いので、唇側に水平切開を加えている。

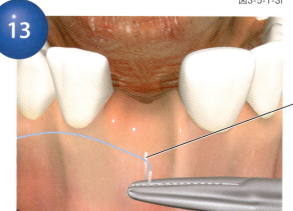

図3-5-1-3m

唇側に設置する移植片を迎えにいくためのポジショニングスーチャーを、唇側の根尖側から刺入する。

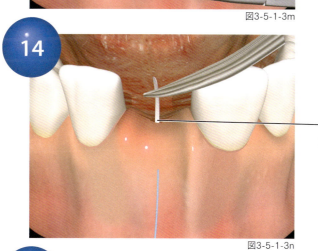

図3-5-1-3n

刺入後、歯槽頂切開部より刺出する。

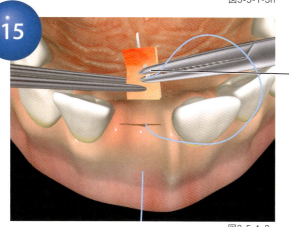

図3-5-1-3o

続いてピンセットで移植片を固定し、刺入する。

3章 ペリオドンタルプラスティックサージェリーの臨床テクニック

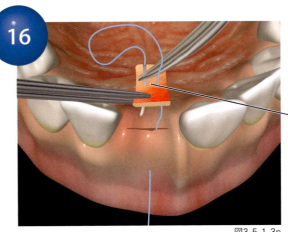

16 再度、移植片に刺入する。柔らかい移植片に刺入する操作は容易ではない。落ち着いて行う。

図3-5-1-3p

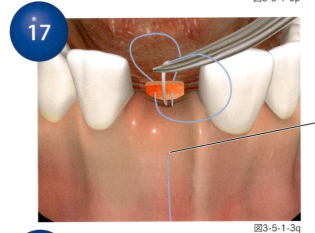

17 歯槽頂切開部からフラップ内に再度刺入し、唇側の根尖側から、刺入部付近の唇側に刺出する。

図3-5-1-3q

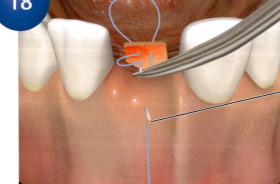

18 唇側に刺出したポジショニングスーチャーを引き、結合組織移植片をエンベロップフラップ内に引き入れる。

図3-5-1-3r

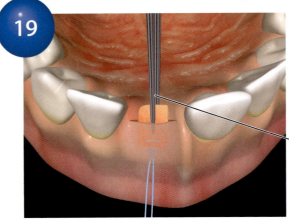

19 ポジショニングスーチャーを引きながら、ピンセットなどを用いて移植片を押し入れる。

図3-5-1-3s

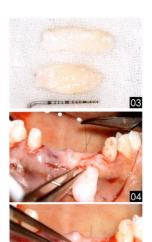

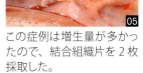

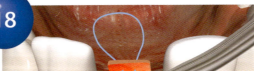

この症例は増生量が多かったので、結合組織片を2枚採取した。
1枚の結合組織片は歯槽骨上に、もう1枚を唇側に設置した。

3章5 歯槽堤増大術

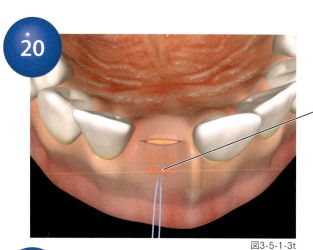

図3-5-1-3t

十分にエンベロップが形成されていれば、移植片は抵抗なくエンベロップ内に引き入れることができる。

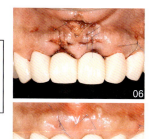

縫合直後と2週間後の抜糸時。

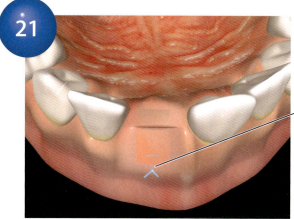

図3-5-1-3u

移植片を、増生させたい唇側と歯槽頂部の適切な位置に誘導できたら、単純縫合で結紮固定する。

重要ポイント

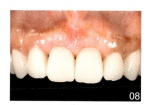

3ヵ月後のプロビジョナルレストレーション装着時。

図3-5-1-3v

口蓋側で移植片を結紮した後、歯槽頂切開部のエンベロップ入り口をループ縫合する。この入口が移植片の厚みで開いている量だけ増生されるので、完全な閉鎖創にはしないのがポイントである。テンションフリーで縫合を終えることが重要である。

3章6 乳頭再建術
Papilla Reconstruction

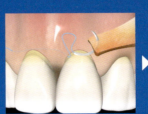 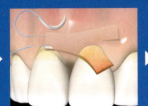 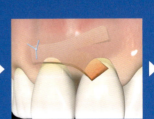 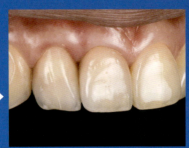

1. 乳頭再建術

審美性に大きな影響を与える歯間乳頭の再建は、乳頭という小さな組織に対してインスツルメントのアクセスが悪く、非常に限られたスペースの中で外科処置を行わなければならない。よって、拡大視野におけるペリオドンタルプラスティックサージェリーの中でも、もっとも難易度が高い処置の一つである。乳頭が可動性をもつように両隣在歯に歯肉溝内切開を入れ、血液供給の観点から可及的にクローズドテクニックで周囲組織を剥離し、上皮下結合組織を乳頭直下に設置、固定する。このとき、乳頭の高さを維持するため唇側に水平的増生もあわせて行う。

乳頭再建術

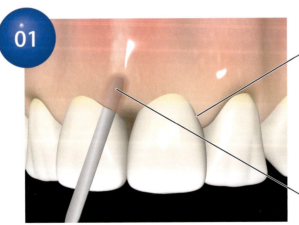

01

周辺歯肉の高さを診査することは特に重要。これにより乳頭再建の可否、量の目安を決める。

乳頭の両隣在歯の歯肉溝内切開よりエンベロップフラップ形成の要領でスタートする。歯肉辺縁を傷つけないため、初めにアレンナイフのような剥離子を用いて辺縁歯肉を部分層で剥離していく。

図3-6-1a

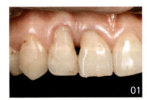

01
術前診断として、根間距離・コンタクトポイントの位置、高さ・周囲乳頭の状態、高さ、X線による骨頂の位置などを診断し、手術の適否を判断する。

成功のためのキーポイント
1. 歯間乳頭は非常に小さな組織であるため、繊細に扱わなければならない。乳頭を切断してしまうと、術前より悪い結果になる
2. 乳頭下に結合組織を設置するためには乳頭組織が可動性を持たなければならない。クローズドテクニックのノウハウを集約させる必要がある
3. 垂直的に乳頭を増生するためには、水平的増生と必ずコンビネーションで行う

3章6 乳頭再建術

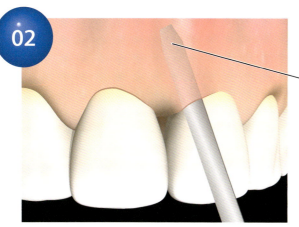

反対側の隣在歯も同様に剥離する。乳頭から十分離れたところまで、慎重に剥離し、少しずつ可動性を獲得していく。

図3-6-1b

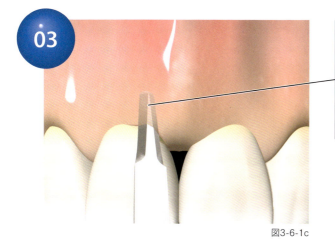

剥離子である程度（目安は骨頂の2〜3mm根尖側まで）歯肉溝内を開けた後、CK2に持ち替えてより根尖に向けて進めていく。MGJを越えるまで慎重に進めていく。パーフォレーションに注意！

図3-6-1c

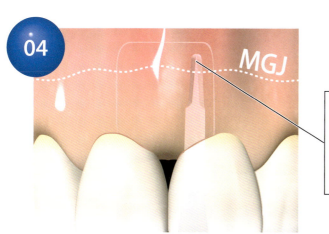

MGJを確実に越えることで、少しずつフラップに可動性が出てくる。CK2のメスの先端は、パーフォレーションに注意し、また歯肉辺縁を切断したり、挫滅しないように注意する。

図3-6-1d

3章 ペリオドンタルプラスティックサージェリーの臨床テクニック

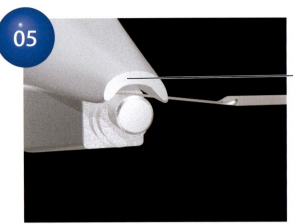

05 乳頭下のアクセスのため、必要に応じてCK 2の先端を屈曲する。河辺式2号プライヤーを用いている。

図3-6-1e

重要ポイント

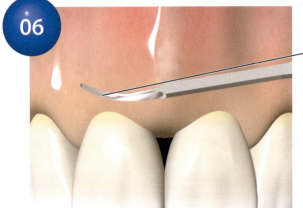

06 CK 2を屈曲することで、乳頭下へのアクセスも容易になる。パーフォレーションを防ぐためのアイデアである。

図3-6-1f

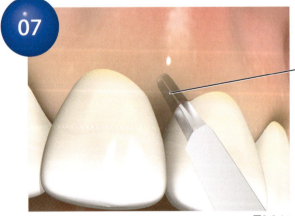

07 乳頭下を慎重に剥離・切離していく。この場所もアレンのような剥離子を上手く用いて、その後CK 2を用いるのが安全である。乳頭を切断してしまうと、再建どころか乳頭自体を失ってしまうリスクがある。

図3-6-1g

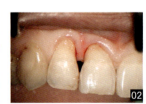

02 クローズドフラップ形成終了時。クローズドテクニックでは、外側には切開線もなく、手術部位も判別できない。

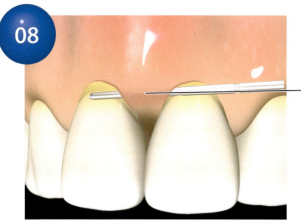

08 乳頭が確実に骨から切離されているか、唇側も確実にMGJを越えてエンベロップ形成ができているか、そして切り残しがないかを、プローブを用いて処置の各ステップの間に確認する。確実に可動性を得て、骨より切離された唇側歯肉は、付着を失い少し根尖側に移動する。

図3-6-1h

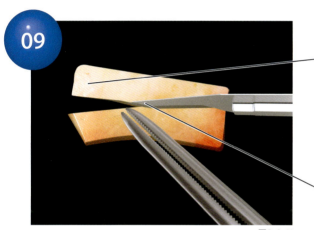

09 この部分が乳頭下に挿入されるため、乳頭の幅にあわせてカットする。

供給側（口蓋、上顎結節など）から採取した結合組織片をトリミング後、切り込みを入れて設置準備をする。

図3-6-1i

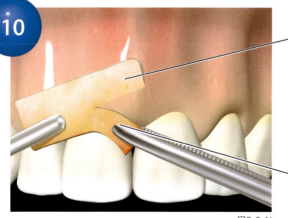

10 この部分は唇側に挿入され、唇側の水平的な幅の増大に用いられる。

こちらが乳頭下に設置される部分。図は試適をしているところ。

図3-6-1j

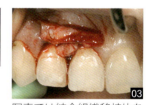

写真では結合組織移植片を乳頭、唇側の2つに分けている。移植片の採取量によってはこのようにしている。

3章 ペリオドンタルプラスティックサージェリーの臨床テクニック

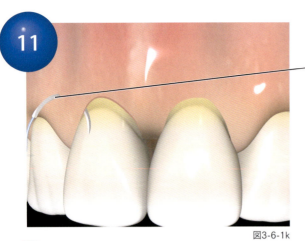

⑪ 結合組織移植片を正しい位置に設置するため、ポジショニングスーチャーを用いる。唇側部分に設置される移植片を迎えに行くためにここから縫合針を挿入する

図3-6-1k

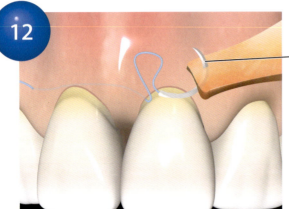

⑫ 所定の位置に移植片を確実に設置するために、カバーフラップと移植片の位置関係を考慮して、ポジショニングスーチャーを移植片に通す。

図3-6-1l

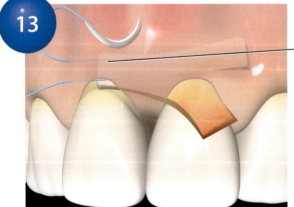

⑬ 歯肉溝より、慎重にポジショニングスーチャーを引きながら、また移植片の一部をゆっくり押しながらカバーフラップの内側に挿入していく。

図3-6-1m

重要ポイント

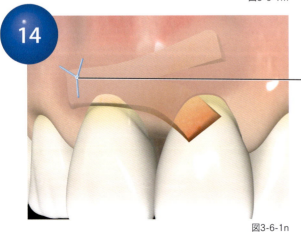

⑭ 移植片の一端をポジショニングスーチャーにより固定した。エンベロップやパウチなどのクローズドテクニックの場合、予定する位置に正確に移植片を設置することが難しいため、ポジショニングスーチャーを有効に用いる。

図3-6-1n

3章6 乳頭再建術

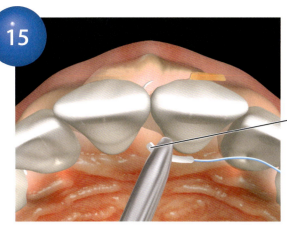

同様に口蓋側からポジショニングスーチャーで迎えにいく。

図3-6-1o

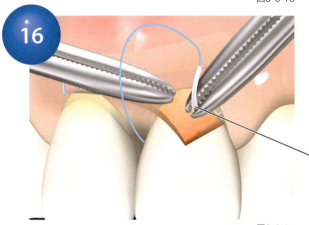

結合組織移植片の乳頭下に設置される部分にポジショニングスーチャーを通す。この際、最初の唇側のポジショニングスーチャーを引っぱらないように注意する。

図3-6-1p

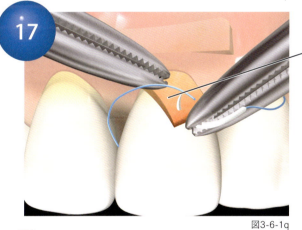

乳頭下に設置する部分は移植片のうち、もっとも良質な部分を用いるように心がける。

図3-6-1q

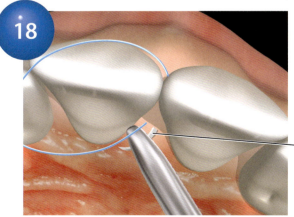

移植片を迎えにいった針を口蓋に戻す。唇側から口蓋側に糸を通す場合の針は3/8 13mm、または11mmを用いる。

図3-6-1r

3章 ペリオドンタルプラスティックサージェリーの臨床テクニック

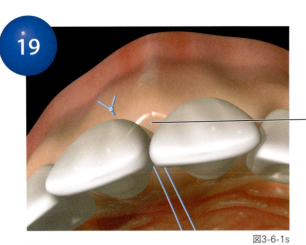

移植片が確実に乳頭の下に設置されていることを確認。

図3-6-1s

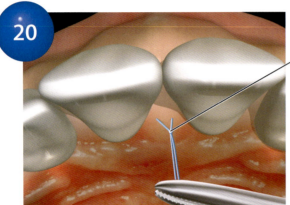

結紮。移植片の設置・固定が目的なので7-0の縫合糸を用いる。

図3-6-1t

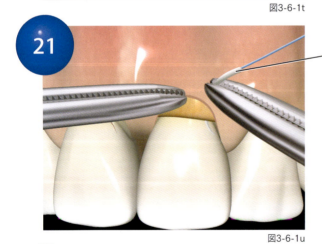

最後に唇側のもう一方の移植片の端を予定する部位に設置するための縫合を行う。

図3-6-1u

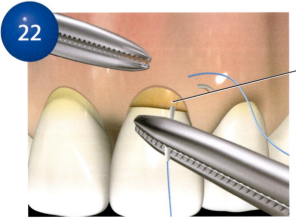

移植片はすべて完全にカバーされることが重要である。そのようにポジショニングスーチャーの位置を計算して行う。

図3-6-1v

3章6 乳頭再建術

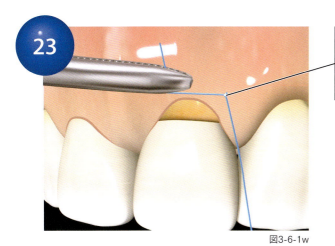

移植片が三点で固定された。必要によりカバーフラップを歯冠側移動させるために、懸垂縫合を追加する。

図3-6-1w

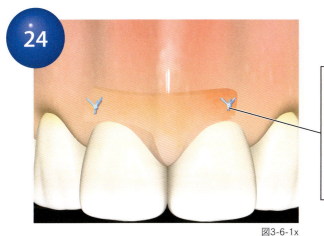

移植片が設置された後、以下の3点を確認する。
1. しっかりカバーされているか
2. 手術部位の中で、テンションが過度にかかっている部位がないか
3. 移植片とカバーフラップの間にデッドスペースがないか

図3-6-1x

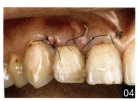

この症例では、根面被覆をコンビネーションで行っているため懸垂縫合を使用しているが、移植片の設置位置はイラストと同じである。

Evidence

表

骨頂とコンタクトポイントの垂直的距離	骨頂とコンタクトポイントの垂直的距離(mm)	4	5	6	7	8	9	10	11
	乳頭が存在する数(n)	26	31	19	3	1	0	0	0
	乳頭が喪失している数(n)	3	22	35	37	16	8	2	3
	乳頭が存在する割合(%)	89.7	58.5	35.2	7.5	5.9	8	0	0

　乳頭再建術を計画するにあたり、術前の診断が必須である。Tarnowらのいわゆる5mmルール[1]が広く知られている。しかし、アジアで行われた調査では、歯間部歯槽骨頂とコンタクトポイント間の垂直的距離が5mmであっても58.5%の部位でしか歯間乳頭は存在していなかったと報告されている（表）[2]。この違いの背景は明らかではないが、歯冠補綴におけるコンタクトポイントの位置と形態の設定の際には注意が必要である。

1. Tarnow DP, Magner AW, Fletcher P. The effect of the distance from the contact point to the crest of bone on the presence or absence of the interproximal dental papilla. J Periodontol 1992;63(12):995-996.
2. Cho HS, Jang HS, Kim DK, Park JC, Kim HJ, Choi SH, Kim CK, Kim BO. The effects of interproximal distance between roots on the existence of interdental papillae according to the distance from the contact point to the alveolar crest. J Periodontol 2006;77(10):1651-1657.

3章 ペリオドンタルプラスティックサージェリーの臨床テクニック

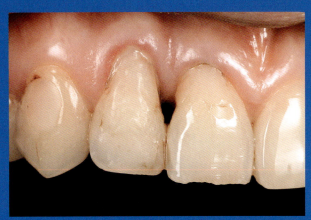

図3-6-2a　上顎右側中切歯、側切歯の拡大。両歯ともに歯冠部はレジンにて大きく充填され、着色を研磨しても硬組織の審美的な問題は残る。また、ともに歯肉退縮もみられて、とくに側切歯で顕著であった。

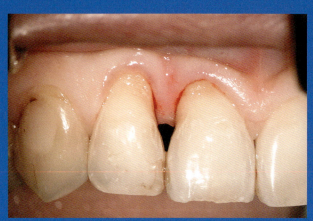

図3-6-2b　浸潤麻酔下で歯頸部のレジンを除去した状態。根面の実質欠損が見られ、表面も粗造である。コンタクトの位置は高く歯冠乳頭は欠如している。患者には矯正治療の後に根面被覆を行い、最終的に補綴修復を行うよう勧めたが、矯正治療については強く拒絶された。そこで、根面被覆の際に乳頭再建も同時に行い、経過を観察し補綴修復を最終的に行うよう治療計画を変更した。

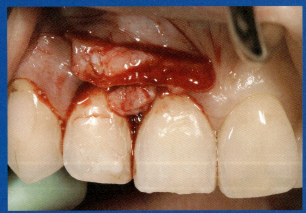

図3-6-2c　口蓋より結合組織を採取し唇側と、乳頭下に移植するよう移植片を2片に分けて準備する。

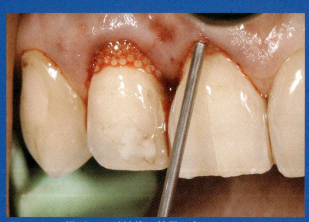

図3-6-2d　根面への再付着の効果を高めるためにEDTA17%を2分間作用させた後エナメルマトリックスデリバティブ（EMD）を根面に塗布する。

3章6　乳頭再建術

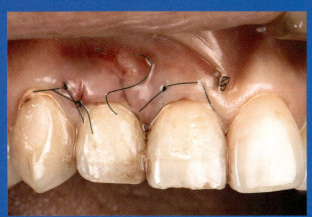

図3-6-2e　手術終了時の状態。結合組織を所定の位置に留置して、クローズドフラップを懸垂縫合を用いて歯冠側移動させる。

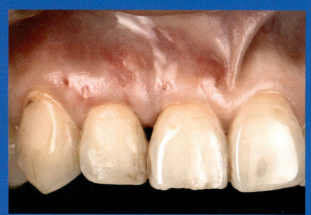

図3-6-2f　術後2週。抜糸時。根面に新たな付着の再生を期待する際は、2週間は懸垂縫合を留置する。

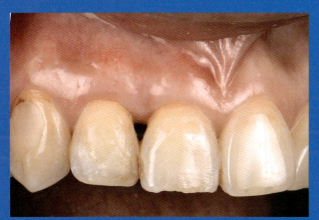

図3-6-2g　術後3週間。状態は安定している。

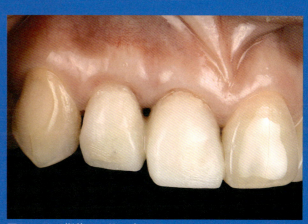

図3-6-2h　術後2ヵ月。プロビジョナルレストレーションを開始。この時点では歯肉縁上にマージンを設定をしている。

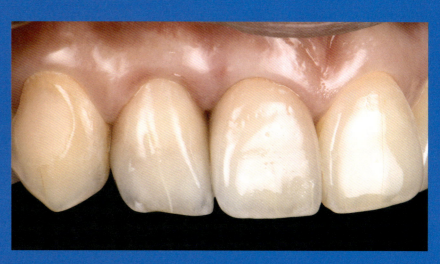

図3-6-2i　プロビジョナルレストレーション5ヵ月後。最終補綴装置を装着。

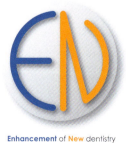

Enhancement of New dentistry

キーワード
Key Words

口蓋よりの結合組織採取
【2章1　P44、52】
1．シングルインシジョンテクニック
　上皮下結合組織移植片の採取方法はさまざまな術式が報告されているが、治癒の観点（血液供給）から考えると、1本の切開線のみでエンベロップを形成し移植片を採取するシングルインシジョンテクニックが有利であると考えられる。術後の合併症の観点から、移植片を骨膜と一塊で採取することは禁忌である。骨側に骨膜を残して採取することが重要である。

2．Zucchelli テクニック
　口蓋粘膜が薄い（2.5mm 未満）患者の場合、シングルインシジョンテクニックで骨側に骨膜を残し、1mm の厚みの良質な上皮下結合組織を採取することは技術的に難しい。このような場合、Zucchelli が提唱する、結合組織片を上皮付きで採取し、口腔外で上皮を薄く除去する術式を用いることが多い。上皮を取り残した場合、筆者らは上皮組織の排出反応が長期間続くことを経験しているので、上皮の除去には注意を要する。

上顎結節よりの結合組織採取
【2章2　P58、63】
1．ウェッジオペレーション（三角切開法）
　角化歯肉は十分であるが、小さい、または奥行きのない上顎結節に応用する方法。術式は、上顎最後臼歯遠心の歯肉厚さを減少させたり、ポケット除去のためのディスタルウェッジ法に準じる。

2．平行切開法（四角切開法）
　三角切開法に比べ、大きな移植片を採取する必要がある場合に用いる方法で、奥行きのある大きな上顎結節に適応される。平行切開のため、より口蓋側へのアクセスが容易になり、口蓋側の豊富な組織を採取できる。

遊離歯肉移植術
【3章1　P70】
1．遊離歯肉移植術
　付着歯肉が極めて少なく、歯肉弁根尖側移動術ではその改善が見込めない状況において、上皮付きの結合組織片を移植することで、付着歯肉の増大を図る術式。術式は頬側の付着歯肉が不足している部分（受容側）を部分層弁にて剥離し、露出した骨膜上に口蓋（供給側）より採取した上皮付きの結合組織を移植する。術野が2ヵ所になることや、移植片を歯周パックで覆い固定する必要があるため、患者の不快感が強いという欠点がある。

歯冠長延長術
【3章2　P78、82】
1．歯肉切除術
　過剰な歯肉を切除することで歯槽形態の修正や歯冠長延長を達成する術式。骨切除を必要としない場合は、フラップを翻転する必要がなく、メスまたは電気メスなどにより歯肉を削除することで歯冠長を延長することができる。一方、骨切除が必要な場合や歯槽骨頂の位置が明確でない場合は全層弁を形成して歯肉切除を行う必要がある。

2．歯肉弁根尖側移動術（Apically Positioned Flap）
　術後に2mm 以上の角化歯肉を残存させることができない場合、角化粘膜を確保するために MGJ を超える部分層弁を形成し、根尖側への移動を可能とする方法。縫合は骨膜縫合を行うことで、術者の意図したところにフラップを移動することができる。通常フラップの断端は骨頂に位置づけるが、骨切除のために全層-部分層弁を形成する場合は、根尖寄りにある骨膜を使ってマットレス縫合を行う。

歯肉増生術
【3章3　P90】
1．歯肉増生術
　歯肉の薄い症例において、歯内療法後の歯根の変色を遮蔽すること、補綴装置装着前に軟組織の安定と歯肉退縮予防などを目的として行う処置。他にも矯正治療や歯周外科治療後の歯肉退縮の予防のために適用される。
　用いる術式は、根面被覆術に近似しており、オープンテクニック、クローズドテクニックを用いて CTG を行う。ただし、カバーフラップの歯冠側移動をともなうものもあれば、移動させず元の位置に縫合固定する場合や、逆に根尖側移動させる場合もある。

根面被覆術
【3章4　P96、101、107、112、117】

1．クローズドテクニック

Raetzkeは、縦切開や乳頭切開を用いない術式として、1985年にエンベロップテクニック（envelope technique）を考案した。この術式は口蓋粘膜から採取した上皮下結合組織移植片を歯肉溝から封筒状に形成したフラップ内に挿入するものである。この原法ではフラップの歯冠側移動を伴わないため、移植片は一部露出する。低侵襲で審美的かつシンプルな術式であるが、露出する移植片への血液供給の問題、挿入したフラップ内に過度の内圧がかかるなど、技術的な難易度が高いといえる。

2．台形弁テクニック

単独歯における根面被覆術において、CTGを併用した歯肉弁歯冠側移動術は、高い根面被覆率を得ることができる。フラップを歯冠側移動させるための術式としてZucchelliは、縦切開を用いたオープンテクニックを推奨している。フラップデザインは台形弁と三角弁があり、瘢痕が少なく審美性にすぐれるのは三角弁であるが、台形弁と比べてテクニックセンシティブである。

3．トンネリングテクニック

クローズドテクニックのモディファイドトンネルテクニックは、1994年にAllenが考案したトンネリングテクニックにカバーフラップの歯冠側移動を加えて改良し、1998年Azziらによって提唱されたものである。トンネリングテクニックのエンベロップ形成を乳頭直下まで行い、フラップを歯冠側移動させるため懸垂縫合、あるいは歯間部に付与したコンポジットレジンにサスペンダー縫合する。フラップに水平垂直方向の切開を加えないため、血液供給に優れ、また瘢痕形成を抑制できるため審美的にも満足した結果を得やすい。

4．VISTAテクニック

根面被覆術において、歯冠側移動したフラップが筋肉に引っ張られることにより、意図した位置にフラップを確実に固定することが難しいという問題を改善するために考案されたテクニック。口腔前庭あるいは小帯部に縦切開を設け、そこから退縮部位に向けて全層弁で剥離を行い、十分に可動性をもたせたフラップ内に結合組織を挿入する。フラップの縫合はスーチャーボンディングテクニックを用い、フラップを歯冠側に牽引している縫合糸をコンポジットレジンにて歯面に固定することにより行う。

5．MCAFテクニック

Zucchelliが提唱した縦切開を用いないエンベロップフラップの歯冠側移動術。エンベロップフラップの使用により、減張切開なしにフラップ辺縁への血液供給が可能となり、血管のない根面に対して有茎弁からの血液供給に大きく依存する根面被覆にきわめて適切な方法である。

乳頭の切開線は退縮の大きい部分を中心に連続した斜切開を用いる。乳頭の切開ラインはそれぞれの歯の退縮量に合わせてその頂点を決定する。

歯槽堤増大術
【3章5　P126】

1．歯槽堤増大術

抜歯後、欠損歯槽堤は垂直的にも水平的にも必ず吸収する。修復処置に先立ってこの吸収を改善する必要があり、著者らは軟組織による増生を第一選択としている。術式選択においては遊離歯肉移植を用いたオープンテクニックなどもあるが、瘢痕治癒による審美的な問題が生じる可能性があるので、クローズドテクニックが推奨される。著者らは上皮下結合組織を用いたパウチ法を好んで選択する。この術式であれば安全に垂直的にも水平的にも歯槽堤増大が可能である。

乳頭再建術
【3章6　P142】

1．乳頭再建術

審美性に大きな影響を与える歯間乳頭の再建は、インスツルメントのアクセスが悪く、非常に限られたスペースの中で外科処置を行わなければならない。よって、拡大視野におけるペリオドンタルプラスティックサージェリーの中でも、もっとも難易度が高い処置の一つである。乳頭が可動性をもつように両隣在歯に歯肉溝内切開を入れ、血液供給の観点からクローズドテクニックで周囲組織を剥離し、上皮下結合組織を乳頭直下に設置、固定する。このとき、乳頭の高さを維持するため唇側に水平的増生もあわせて行う。

おわりに

　ちょうど1年前に発刊された「拡大視野でのペリオドンタルプラスティックサージェリー」は、多くの先生方にご好評いただき、すぐに増刷となった。それとともに「もっと多くの手技について、さらに細かな step by step を知りたい」という多くのご要望をいただいた。そのお声に応えるべく、手術の際にはチェアサイドに置いて、ステップごとにページをめくり、手技を確認しながら手術を進めていけるテクニック集である「3D イラストで見るペリオドンタルプラスティックサージェリー　天然歯編　エビデンスに基づいた切開・剥離・縫合」の執筆が始まった。

　本書は、それぞれの手技の"コツ"を、書籍でありながらハンズオンコースのようなリアリティーを持たせ、読者の先生方が理解しやすく、明日の診療から実践できるようなイラストの作成を目指した。

　そこで今回のイラストは、動画のようにわかりやすい 3D のイラストを作成し、手技の"コツ"の部分には、詳細な説明や挿絵も加え、動画以上にわかりやすくすることにこだわった。

　しかし、実際の 3D のイラスト作成は困難を極めた。軟組織がゴムで作られている模型を用いて、細かくステップごとに写真を撮影し、1 つの手技だけでも数十枚の写真データをイラストレーターに手渡した。しかし、ゴムの弾性が人の軟組織とは異なるため、イラストレーターにうまくリアリティーを伝えられず、手術中の刻々と変わる軟組織の様をうまく表現できなかった。

　そこで、中田光太郎先生が多くの臨床写真を提示し、イラストレーターに模型のゴムと実際の軟組織の違いを逐一伝え、ようやく手術の臨場感を感じる 3D イラストができあがったのである。木林博之先生は補綴医の視点から、補綴医が知りたい内容を詳述し、外科から補綴への融合を図った。文献の収集は、日本の歯科において高被引用論文著者に選ばれ、「歯科論文引用栄誉賞」を受賞した園山亘先生が一手に引き受けた。さらに、山羽徹先生は大阪から東京のクインテッセンス出版株式会社に通い、執筆のみでなく本書の編集作業までもサポートした。最後のまとめの時期には、岡田素平太先生が内容や語句の統一化に尽力した。

　土壇場にきて修正を繰り返す私達に、何の不満も言わずに校正をしてくださったクインテッセンス出版株式会社第1書籍編集部の田島佑介氏に、心から感謝の意を表したい。

　また、筆者らが執筆に集中できるようにいつも支えてくれている、クリニックの歯科医師とすべてのスタッフ、そして家族に感謝したい。

　最後に、本来であればこの書籍の執筆に間違いなく関わっていた、同志である亡き伊東正記先生にこの本を捧げる。

2017 年 9 月
小田師巳

Epilogue

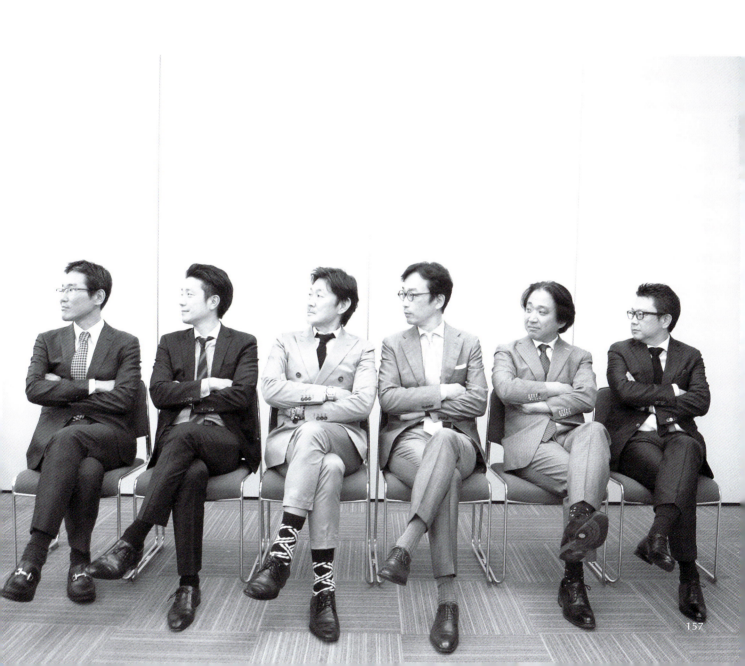

監著者略歴

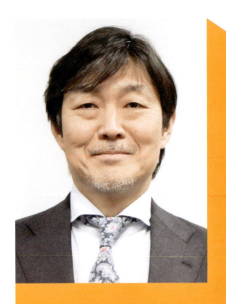

中田光太郎
Kotaro Nakata

略歴
- 1990年　九州歯科大学卒業
- 1995年　医療法人社団洛歯会中田歯科クリニック開設
- 2009年　医療法人社団洛歯会デンタルクリニックTAKANNA開設

所属　NGSC (New Generation Study Club) 副会長、CID (Center of Implant Dentistry) club顧問、日本顕微鏡歯科学会指導医、岡山大学病院研修登録医、特定非営利活動法人日本臨床歯周病学会認定医、OJ (Osseointegration Study Club of Japan) 理事、AO (Academy of Osseointegration) Active member、EN (Enhancement of New dentistry) 主宰、京都府立医科大学医学部医学科客員教授、日本口腔インプラント学会専門医、日本臨床歯周病学会認定医、ITI (International Team for Implantology) Fellow

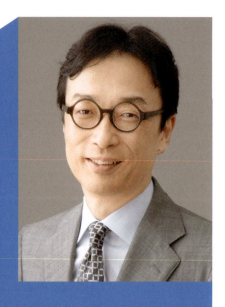

木林博之
Hiroyuki Kibayashi

略歴
- 1983年　大阪大学歯学部附属歯科技工士学校卒業
- 1992年　大阪大学歯学部卒業
- 1997年　きばやし歯科医院開設
- 2003年　大阪大学大学院歯学研究科修了

所属　大阪大学大学院歯学研究科臨床准教授、大阪大学歯学部附属歯科技工士学校非常勤講師、岡山大学病院研修登録医、公益社団法人日本補綴歯科学会専門医、一般社団法人日本歯科審美学会認定医、特定非営利活動法人日本臨床歯周病学会認定医、一般社団法人日本歯科理工学会会員、特定非営利活動法人日本歯周病学会会員、公益社団法人日本口腔インプラント学会会員、OJ (Osseointegration Study Club of Japan) 正会員、AO (Academy of Osseointegration) Active member、AAP (American Academy of Periodontology) Active member、European Academy of Esthetic Dentistry Affiliate、JIADS (The Japan Institute for Advanced Dental Studies) 大阪会員、Seattle Study Club of Japan 会員、EN (Enhancement of New dentistry) 会員

執筆者略歴

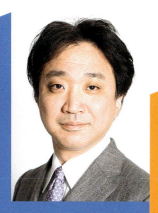

岡田素平太
Soheita Okada

略歴
- 1993年　日本大学松戸歯学部卒業
- 1993年　日本大学松戸歯学部第二口腔外科
- 1998年　オカダ歯科クリニック開設
- 2001年　医療法人美樹歯会理事長

所属　CID(Center of Implant Dentistry)club 理事、特定非営利活動法人日本歯科放射線学会認定医、公益社団法人日本口腔インプラント学会会員、特定非営利活動法人日本顎咬合学会認定医、特定非営利活動法人日本臨床歯周病学会会員、ITI (International Team for Implantology) メンバー、EAO(European Association for Osseointegration) メンバー、Zurich club 幹事、EN(Enhancement of New dentistry)会員

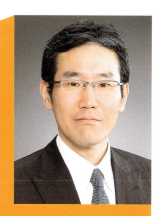

園山 亘
Wataru Sonoyama

略歴
- 1996年　岡山大学歯学部卒業
- 2004年　岡山大学博士（歯学）取得
- 2004年　米国国立衛生研究所（NIH）文部科学省在外研究員・客員研究員
- 2006年　南カリフォルニア大学(USC)博士研究員
- 2013年　岡山大学病院クラウンブリッジ補綴科講師
- 2014年　浅田歯科医院副院長
- 2018年　浅田歯科医院継承

所属　岡山大学歯学部臨床講師、大阪医科大学非常勤講師、公益社団法人日本補綴歯科学会専門医・指導医、公益社団法人日本口腔インプラント学会専門医

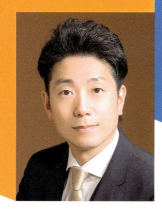

小田師巳
Norimi Oda

略歴
- 2001年　岡山大学歯学部卒業
- 2005年　おだデンタルクリニック開設
- 2006年　医療法人おだデンタルクリニック理事長
- 2012年　岡山大学大学院医歯薬学総合研究科修了

所属　岡山大学大学院医歯薬学総合研究科インプラント再生補綴学分野非常勤講師、公益社団法人日本口腔インプラント学会専門医、特定非営利活動法人日本臨床歯周病学会関西支部理事

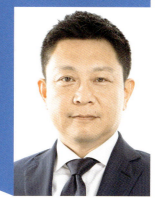

山羽 徹
Toru Yamaba

略歴
- 1994年　大阪大学歯学部卒業
- 2000年　山羽歯科医院開設
- 2013年　医療法人山羽歯科医院理事長
- 2014年　大阪大学大学院歯学研究科修了

所属　公益社団法人日本口腔インプラント学会専門医、特定非営利活動法人日本歯周病学会会員、一般社団法人日本歯科審美学会会員、一般社団法人日本デジタル歯科学会会員、AAP(American Academy of Periodontology)会員、OJ(Osseointegration Study Club of Japan)理事、ＥＮ(Enhancement of New dentistry)会員

クインテッセンス出版の書籍・雑誌は、歯学書専用通販サイト『歯学書.COM』にてご購入いただけます。

PCからのアクセスは…

歯学書 検索

携帯電話からのアクセスは…
QRコードからモバイルサイトへ

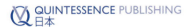

3Dイラストで見る
ペリオドンタルプラスティックサージェリー 天然歯編
エビデンスに基づいた切開・剥離・縫合

2017年11月10日　第1版第1刷発行
2021年11月10日　第1版第2刷発行

監　著　中田光太郎 / 木林博之

著　者　岡田素平太 / 小田師巳 / 園山 亘 / 山羽 徹

発 行 人　北峯康充

発 行 所　クインテッセンス出版株式会社
　　　　　東京都文京区本郷3丁目2番6号　〒113-0033
　　　　　クイントハウスビル　電話(03)5842-2270(代表)
　　　　　　　　　　　　　　　(03)5842-2272(営業部)
　　　　　　　　　　　　　　　(03)5842-2276(編集部)
　　　　　web page address　https://www.quint-j.co.jp

印刷・製本　サン美術印刷株式会社

©2017　クインテッセンス出版株式会社　　禁無断転載・複写
Printed in Japan　　　　　　　　　　　　落丁本・乱丁本はお取り替えします
ISBN978-4-7812-0586-1　C3047　　　　　定価はカバーに表示してあります